Wilton Kullmann – **Gottes Gestirnstrahlen**
lindern Schmerzen, heilen und verjüngen

Wilton Kullmann

Gottes Gestirnstrahlen
lindern Schmerzen, heilen und verjüngen

Naturheilprogramm mit neuen Therapien zum Nulltarif

ENNSTHALER VERLAG, A-4402 STEYR

Die Gestirnstrahlen sind – ähnlich dem speziellen Kundendienstmittel eines Herstellers – das wirksamste Mittel unseres Schöpfers zur Erhaltung und Wiedererlangung der Gesundheit bei Mensch und Tier. Sie durchdringen alle Materie, um jedes Lebewesen erreichen zu können. Sie sind in unerschöpflichen Mengen vorhanden und ohne aufwendige Apparaturen und teure Trägerobjekte für jeden – ob arm oder reich – kostenlos zu haben.

Mit den von mir entwickelten Kuraman-Techniken bzw. Gestirnstrahlentherapien, die von jedem durchführbar sind, lassen sich Schmerzen in wenigen Sekunden beseitigen (Sekundenphänomen) sowie wundersame Heilungen ermöglichen.

Wilton Kullmann

7. Auflage 2003

ISBN 3 85068 326 5

Satz, Druck und Verlag: Ennsthaler, 4402 Steyr

Inhalt

Durch Forschen zu Erkenntnissen, –
durch Denken zu Ergebnissen, –
durch Handeln zu Erlebnissen.

„Mehr Gesundheit durch mehr Wissen"

*Auch für das **Gebiet dieser Naturenergie** sollte der medizinische Grundsatz gelten: „**Was hilft und heilt ist richtig.**"*

Erkenntnisse erlangen wir durch die **Wahrnehmung**. Zu ihr benötigen wir unsere **Sinnesorgane**, welche gerade in der **Forschung** sogar häufig durch technische Geräte wie z.B. Mikroskop etc. einer zusätzlichen **Verstärkung** bedürfen. Wäre es nicht so, so müßten unsere bedeutendsten Forscher, Entdecker und Erfinder taub und blind gewesen sein. Bezeichnend sind z.B. der Geruchsinn der Chemiker, der Geschmacksinn der Nahrungswissenschaftler etc. Was sollen Blind- und Doppelblindversuche, bei denen die Sinnesorgane ausgeschaltet werden (verhängtes Gesicht)? Die **allgemeine Nachvollziehbarkeit der Experimente** sagt hier bedeutend mehr aus.

Durch den **Denkprozeß** kristallisieren sich in der zweiten Phase die **Gesetzmäßigkeiten, Eigenschaften** sowie **Ursache und Wirkung als Ergebnis** heraus. Erst die **Umsetzung der Ergebnisse** in der dritten, der **Anwendungsphase**, erbringt die **objektive Wahrheit und Sicherheit**, d.h. die **Beweiskraft der Aussage** und führt zur **allgemeinen Gültigkeit**.

In dieser Phase kann es allerdings vorkommen, daß das **Erlebnis** für den Forscher negativ, d.h. sehr schmerzhaft oder sogar tödlich sein kann, denn er **verändert und greift somit in die Natur ein**. Aus diesem Grunde sind hierzu ein gewisses Maß an **selbstverachtender Risikobereitschaft und persönlicher Überwindung** erforderlich, die jedoch durch die **Wißbegierde** und den **Forschungstrieb** sowie durch die **Freude** über evtl. vorausgegangene unbedeutende Erfolgserlebnisse unterstützt werden.

Diese **drei Schritte muß unsere Wissenschaft vollziehen bzw. nachvollziehen, will sie sich ein Urteil über die Erd- und Gestirnstrahlen** bezüglich deren **Existenz und Wirkung** erlauben, das für die **gesamte Menschheit von größter Bedeutung ist.**

Auch hier sollte der allgemeine Grundsatz gelten, daß man etwas **nur dann richtig kennt**, wenn man sich damit **ernsthaft auseinandergesetzt hat.**

Vorwort

Der Inhalt dieser Broschüre wurde im wesentlichen dem Kapitel **„Neue Therapien zur Durchflutung mit Gestirnstrahlen"** meines Buches **„Erdstrahlen und Gestirnstrahlen"** entnommen und zu einem **Programm zusammengestellt.**

Da die Ursache zu vielen Krankheiten und Schmerzen bisher ungeklärt ist, oder oft sogar falsch gedeutet wird, können **Sie selbst** die **Ursache Ihrer Krankheit** mit Hilfe des **erstellten Testprogramms** ermitteln.

Im Laufe meiner jahrelangen Intensivforschung konnte ich feststellen, daß jeder Körper die stärkste Belastung durch Regeneration ausgleicht, so wie auch eine Wunde normalerweise verheilt. Wird aber diese Selbstregulierung des Körpers durch **Erdstrahlen gestört oder sogar völlig unterbunden**, so beginnt der Zerstörungsprozeß an den bestrahlten Körperstellen und breitet sich schließlich auf andere davon abhängige Körperteile aus. Demzufolge sind **über achtzig Prozent aller Krankheiten und Leiden auf den Einfluß der Erdstrahlen zurückzuführen.**

Ich wünsche Ihnen, daß auch **Ihre Krankheit** in diese Achtzigprozentquote fällt, denn so kann Ihnen geholfen werden, und die **längste Zeit Ihrer Krankheit und Schmerzen** wird bald **hinter Ihnen** liegen. Bevor Sie weiterlesen, beseitigen Sie bitte **alle Strahler- und Reflektorbirnen** in Ihrer **Wohnung** und am **Arbeitsplatz**, damit Ihre Gestirnstrahlen nicht wegreflektiert werden. Nur im geschlossenen Edelstahltopf sind diese ungefährlich. Lesen Sie bitte die Broschüre bis zum Ende durch und beschaffen Sie sodann die erforderlichen **Geräte** und **Anwendungsmittel** für die einzelnen Therapien. Achten Sie bitte darauf, daß der Handfeger für die Bruscaltherapie geradestehende und keine verfilzten Haare hat.

Erst dann absolvieren Sie das Testprogramm in der **vorgegebenen Reihenfolge,** beginnend mit der Discustherapie.

In den überwiegenden Fällen wird schon nach dieser **ersten Therapie** eine **spürbare Schmerzlinderung** bzw. **völlige Schmerzfreiheit** festzustellen sein, die aber leider nicht von Dauer sein wird.Auch bei den weiteren Therapien wird man das selbe feststellen. Bei **Organschäden** zeigt sich eine leichte Besserung meistens erst nach mehreren Tagen der Anwendung meiner Naturheilverfahren. **Schlafstörungen** können nicht nur durch **Erdstrahlenaufladungen im Kopfbereich**, sondern auch durch **Strahlenbewegungen** verursacht werden, welche auf Störfaktoren wie z.B. Digitalwecker oder dgl. zurückzuführen sind. Dieser Umstand kann dazu beitragen, daß eine **Besserung vereitelt** wird und ein **Zusammenhang mit Erdstrahlen nicht erkannt wird.**

Bei Anwendung dieser Therapien tritt in den meisten Fällen – **allerdings nur bei einem erdstrahlenfreien und entstörten Wohnbereich** – nach ca. vier bis sechs Wochen eine **völlige, permanente Beschwerdefreiheit** ein, die im weiteren Verlauf eine **Steigerung der Lebensqualität** und als Begleiterscheinung eine **spürbare und optisch erkennbare Verjüngung** zur Folge hat.

Konnten Sie die Feststellung treffen, daß, vielleicht auch nur vorübergehend, d. h. kurzfristig, eine **Schmerzlinderung** oder **sogar eine Schmerzfreiheit** zu erzielen war, so erlangten Sie hierdurch immerhin die Gewißheit, daß die **Ursache zu Ihrer Krankheit** bzw. **zu Ihren Schmerzen** die **„Erdstrahlen“** sind.

Vergegenwärtigen Sie sich, daß mit jedem Tag und mit jeder Nacht, in denen Ihr **Erdstrahlenherd aufgeladen** ist, **Ihr Krankheitszustand verschlimmert**, und **Ihr Leben verkürzt wird.**

Warten Sie nicht, **bis es zu spät ist** und machen Sie die **zeitweise erlangte Schmerzfreiheit zum Dauerzustand. Verlängern Sie Ihr Leben um viele schmerz- und leidensfreie Jahre** bei **bestem Wohlergehen. Stellen Sie ihre Lebensuhr zurück.** Hierzu begleiten Sie meine besten Wünsche.

Bekanntlich wird behauptet, daß **Wissen Macht ist.** Ich erweitere diese Aussage und sage sogar: **„Wissen auf diesem Gebiet ist Macht, Gesundheit, Leben und Wohlergehen.“**

Nur durch eine umfassende Sachkenntnis über die Erdstrahlen, ihre **physikalischen Gesetze**, ihre **Entstehung, Wirkungsrichtung, Konzentration** und **Bündelung**, ihre **Beseitigung** bzw. **Unschädlichmachung** , die **Methoden der Entstörmöglichkeiten an Einrichtungsgegenständen, Geräten** und **Maschinen**, ferner über die **biophysikalischen Zusammenhänge** und **Auswirkungen auf Menschen, Tiere** und **Pflanzen**, die **zerstörende Wirkung** auf **Bauwerke** etc. kann man sich **vor ihnen schützen** und ihre **negative Wirkung umkehren** und **sogar positiv nutzen**. Hierzu wird das Buch „Erdstrahlen und Gestirnstrahlen“ empfohlen.

Die Zeit des Lesens, in der Sie sich das **erforderliche Wissen aneignen**, wird Ihnen **das Leben tausendfach vergüten.**

Der Verfasser

Was sind Erdstrahlen, was sind Gestirnstrahlen und welche Wirkung haben diese auf den Menschen? (Anhang Abb. 1, 2, 3)

Erdstrahlen sind elektromagnetische Wellen, die vom Erdzentrum kommen, und sich an **unterirdischem Wasser, Erz- und Kohlelagern, Verwerfungen** etc. in der ca. 60 km dicken Erdkruste **konzentrieren. Auf ihrem Weg zu positiv geladenen Gestirnen passieren diese negativ geladenen Erdstrahlen unseren Lebensbereich**, indem sie **alle Stoffe durchdringen** außer Chromnickelstahl bzw. V2A-Stahl. **Aufladbare Stoffe**, wie Metalle, Wolle etc. werden hierbei **über solchen Erdstrahlenfeldern** bis zur Sättigung aufgeladen. Der Mensch nimmt den Strahlen gegenüber eine **Zwitterstellung** ein, denn wenn noch **kein körperlichen Erdstrahlenherd** vorliegt, wird der Körper **in aufrechter Haltung** lediglich **durchflutet. In horizontaler Körperlage** hingegen erfährt der Körper **an der bestrahlten Stelle** eine **Aufladung**, es bildet sich ein **Erdstrahlenherd**, der sich, wie oben bei den Metallen beschrieben, **immer wieder bis zur Sättigung auflädt**. Derartige Aufladungsherde im Körper **blockieren die weitere Strahlendurchflutung**, speziell die der **lebensnotwendigen Gestirnstrahlen**.

Die Gestirnstrahlen durchfluten unseren Lebensraum in **umgekehrter Richtung**. Wie ein **gleichmäßig verteilter** unsichtbarer Regen **durchdringen sie** ebenfalls **alle Stoffe**, so **auch den Menschen**, jedoch im Gegensatz zu den Erdstrahlen bauen sich diese durch den **Kontakt zur negativ geladenen Erde** kontinuierlich ab. Schon aus ihrer Richtung von oben nach unten, d.h. **vom Gehirn zum Rumpf** und nicht umgekehrt wie bei den Erdstrahlen, läßt sich die **funktionsanregende Wirkung** der Gestirnstrahlendurchflutung auf die **Organe und Drüsen**, ja auf den **ganzen Körper** erklären. Andererseits ist genau so die **funktionsstörende Wirkung** zu erklären, die durch einen **blockierenden Strahlenherd** an den **betroffenen Organen und Drüsen** ausgelöst wird. Schließlich übt die **ständige Erdstrahlenladung** auf das betreffende Organ einen **permanenten physikalischen Reiz** aus, gegen den sich das Organ durch **Vorlagerung von Schutzzellen**, bzw. Krebszellen zu schützen versucht. Wird solch ein **Dauerreiz** rechtzeitig, d.h. im **Anfangsstadium abgestellt** und die gestörte **Gestirnstrahlendurchflutung eingeleitet**, so stellt der Körper die Produktion von Schutzzellen ein, und der Krebs bildet sich zurück.

Knochen und Gelenke, an denen durch **permanente Bestrahlung über einem Erdstrahlenfeld**, sowie durch die **permanente Erdstrahlenladung** Schäden verursacht wurden, beginnen zu heilen, sobald die **Erdstrahlenladung abgebaut**, ein weiterer **Einfluß durch Erdstrahlen unterbunden**, und die **Gestirnstrahlendurchflutung gewährleistet** ist. Bei jungen Leuten vollzieht sich diese Regeneration in der Regel sogar ohne die Verabreichung von Aufbaumitteln z.B. Thymustabletten o.dgl., die bei älteren Menschen unbedingt eingesetzt werden müssen. Durch **Rauchen** kann die Regeneration stark negativ beeinflußt werden.

Die Bedeutung von Schmerz und Fieber

Schmerz und **Fieber** sind die **Alarmsysteme** unseres Körpers. Sie sollen uns signalisieren, wenn etwas nicht in Ordnung ist. Wie wichtig dies ist, läßt sich z.B. an der **Krebserkennung** ermessen, denn würde sich der **Beginn** dieser Krankheit irgendwie anzeigen, so könnte man **rechtzeitig Gegenmaßnahmen** treffen, und der tödliche Ausgang könnte in vielen Fällen vereitelt werden. Gewiß, in meinem Buch „Erdstrahlen und Gestirnstrahlen", Ennsthaler Verlag, beschreibe ich Untersuchungsmethoden, die es ermöglichen **alle Krankheiten**, die **durch Erdstrahlen** verursacht werden,– und dies sind über achtzig Prozent aller Krankheiten, so auch Krebs,– schon **viele Jahre vor den ersten Anzeichen**, genauer gesagt, schon **nach einer einzigen Nacht** in dem bestrahlten Bett voraussagen zu können.

Die Alarmsignale bei Erdstrahlen sind in der Regel **Schlafstörungen** sowie bei längerer Einwirkung **Schmerzen und Veränderungen an Knochen und Geweben.** An **Organen und Drüsen** sind es **Funktionsstörungen.** Bei **gebündelten Strahlen** oder **starken Strahlenaufladungen** treten meistens kurz nach der Einwirkung **Anschwellungen** mit deutlicher **Temperaturerhöhung an den betreffenden Körperstellen** auf.

Schmerzen werden in unserer Zeit fast ausschließlich mit Schmerztabletten bekämpft, d.h. die **Alarmanlage wird abgestellt** und der **Auslösefaktor** bzw. **die Schmerzursache wird beibehalten.**

Wie widersinnig diese Handlungsweise ist, läßt sich durch den Vergleich verdeutlichen, in welchem bei einem Einbruch die Alarmanlage kurzerhand abgeschaltet wird, um die Störung zu beseitigen.

Beim Vergleich von Schmerz und Fieber wird man feststellen, daß der **Schmerz** zwar eine gewisse **Bewegungsunlust** zur Folge haben kann, die aber nicht in allen Fällen positiv zu bewerten ist, denn bei vielen Krankheiten, so z.b. bei Rheuma ist die **Bewegung heilsamer als die Ruhigstellung**, da nebenbei durch die Bewegung auch die **Durchblutung angeregt** wird.

Fieber hingegen **mit den Begleiterscheinungen** der Mattigkeit etc. erfüllt nicht nur den Zweck der **Signalgebung**, sondern ist zugleich eine **Schutz- und Gegenmaßnahme** des Körpers. Aufgrund der Mattigkeit, der vermehrten Schweißabsonderung und des Fröstelns vermeidet der Patient **körperliche Anstrengungen** und sucht das **Bett** auf. Hierdurch verhindert er **Organschädigungen** wie Herz-Kreislaufschäden o.dgl. Darüber hinaus aber werden durch die **Temperaturerhöhung wärmeempfindiche Viren und Bakterien** abgetötet bzw. an ihrer Vermehrung gehindert.

Dies erklärt den Umstand, daß solche Viren, welche **kein Fieber** im menschlichen Körper auslösen, **besonders resistent** sind, da sie die **körperlichen Abwehrkräfte nicht mobilisieren** und sich demzufolge ungehindert vermehren können.

Im Winter 1989/90 grassierte eine ähnliche Erkrankung der Luftwege, die **weder Fieber noch Kopfschmerzen** verursachte. Trotz der Einnahme der unterschiedlichsten chemotherapeutischen Medikamente, so auch Penicillin, und dies über viele Wochen, war in den meisten Fällen kaum eine Besserung zu erzielen, und Rückfälle waren nicht selten. Am besten bewährten sich hier alte Hausmittel, nämlich heiße Getränke und heiße Bäder mit dem Zusatz ätherischer Mittel, wie Wick-Waporup, Pinimenthol o.dgl. Auch heiße Hühnersuppe ist zu empfehlen.

Hieran läßt sich die **Bedeutung der erhöhten Temperatur** deutlich erkennen, doch zurück zum Schmerz.

Verspürt man beim Hantieren mit Rosen **plötzlich einen Schmerz**, so sucht man erfahrungsgemäß spontan nach dem Dorn und entfernt denselben. Schon nach kurzer Zeit läßt der Schmerz nach und verschwindet schließlich völlig.

Ein Schmerz, der durch **Erdstrahlen** verursacht wird, tritt **nicht plötzlich auf**, sondern er entsteht durch den körperlichen Erdstrahlenherd, der sich durch **Bestrahlung bei horizontaler Körperlage einmal gebildet hat** und sich seitdem **kontinuierlich aus dem Umfeld nachlädt**.

Beseitigt man diese Aufladung etwa durch Hochstoßen beider Hände mit gespreizten Fingern, (meine Körperexplosion), so nimmt die betreffende Körperstelle bei nächster Gelegenheit aus dem Umfeld wieder Erdstrahlen auf, sodaß die ehemalige Aufladung wiederhergestellt ist.

Eine **permanente Strahlenfreiheit** ist nur durch **dauernden Aufenthalt in erdstrahlenfreier Umgebung bei ständigen Entladungen**, oder durch die **Installierung** eines meiner **Strahlenschutzgeräte** zu erreichen.

Erst nach **völliger Strahlenfreiheit** über **zwei bis sieben Tage unterbleibt die Wiederaufladung**, und der **Körper ist strahlenimmun.** Mit dem Verschwinden der **Erdstrahlen** verschwinden auch die **Schmerzen.** Erst jetzt kann eine **Heilung einsetzen**, wozu allerdings die **ungestörte Gestirnstrahlendurchflutung des Körpers** eine der Hauptvoraussetzungen ist. Wie schon erwähnt, muß bei älteren Menschen die Heilung selbstverständlich durch **Aufbaumittel** unterstützt werden, da die Regeneration durch den eigenen Körper alleine nicht möglich ist. In dieser Zeit sollte das **Rauchen** unbedingt zumindest reduziert werden.

Selbst **nach dem Erreichen der Strahlenimmunität** kann es hin und wieder vorkommen, daß an den **ehemaligen körperlichen Erdstrahlenherden** erneut **Schmerzen** auftreten. Dies ist darauf zurückzuführen, daß sich die **Gestirnstrahlendurchflutung** an den **ehemaligen Strahlenherden nicht von selbst wieder aufbaut.** Befinden sich nun im Lebensbereich **Störfaktoren** wie Spiegel, elektrische Geräte, Metallgegenstände mit Antennenform, Flüssigkeitssäulen o. dgl. so können **Ladungsübertragungen** an diesen **ungeschützten Körperstellen** auftreten, zumal derartige Strahlen durch eine leichte Bündelung verstärkt sind. Erst wenn die **Gestirnstrahlen den Körper** wie eine **geschlossene Hülle** umgeben, ist ein **hinreichender Schutz gegen Erdstrahlen** gewährleistet.

Zur Erreichung dieses Zieles habe ich verschiedene Therapien entwickelt, die sich in ihrer Wirkung geringfügig unterscheiden. Bevor man jedoch damit beginnt, müssen alle **Deckenstrahler** und **Reflektorbirnen** entfernt werden, damit die Gestirnstrahlen nicht sogleich wieder wegreflektiert werden. Entfernen Sie ebenso alle **Digitaluhren und Digitalwecker** oder entstören Sie Ihre **gesamten Elektrogeräte** (außer Reflektorbirnen und Strahler) mit einem **Terradex Lichtnetz-Entstörer**, von Dr. Schulte-Uebbing, München. Vorsicht, bei **Gewitter oder Gewitterneigung** keine Therapien durchführen, da die obere gestirnstrahlengeladene Wolkendecke durch die untere erdstrahlengeladene Wolkendecke verdeckt wird, und demzufolge Erdstrahlen aufgenommen würden.

Die Discustherapie (discus lat. = Scheibe)

Man beginne mit dieser Therapie, denn durch sie werden **im Bruchteil einer Sekunde alle körperlichen Erdstrahlenladungen** bei Mensch und Tier **in Gestirnstrahlen der gleichen Intensität umgewandelt**. Hierzu benutzt man eine **Scheibe aus nichtaufladbarem Material** z. B. ein trokkenes Stück Papier evtl. ein Bierdeckel, eine Scheibe aus Kunststoff, Stein, Keramik o. dgl., die man der betreffenden Person bei **aufrechter Körperhaltung kurz auf den Kopf legt**. Sodann **wendet man die Scheibe**, die hierbei eine **Information aufgenommen hat, einfach um** und bringt sie in dem **umgewendeten Zustand erneut über den Kopf**. Nach dieser **Strahlenumwandlung** kann man die **Strahlenintensität** entweder mit der **quergehaltenen Winkelrute** bzw. **Fernrute** (Anhang Abb. 4, 5, 6) oder auch mit der **Diagnoseschleife** präzise, d. h. **zentimetergenau messen**. Da die Information auf der Scheibe nicht verloren geht, kann man die **Intensität der Gestirnstrahlenaufladung** nun **vervielfältigen**, indem man die **Scheibe erneut kurz über den Kopf bringt**. So läßt sich z. B. die Intensität von 1,50 m bei viermaliger Anwendung auf 6,00 m erhöhen.

Dies reicht aus, um anschließend auch die **schmerzenden Körperstellen**, d. h. die ehemaligen Erdstrahlenherde **gezielt** zu behandeln. Hierzu führt man die **Scheibe** ebenfalls **mit der umgewendeten Seite reibend und klopfend über die Schmerzstellen**, bis der Schmerz verschwunden ist. Wirkungsvoller für diese örtliche Behandlung ist allerdings die Bruscaltherapie. Nach der Benutzung muß die Information auf der Scheibe durch **mehrmaliges Umwenden auf einer zweiten Scheibe** unbedingt gelöscht werden, damit durch sie keine **Schlafstörungen** oder **unerwünschte Wiederaufladungen** bewirkt werden.

Eventuell vorhandene Gestirnstrahlen werden hierdurch nicht verändert, da diese nach unten wirken. Auch Speisen und Getränke, welche auf Elektroherden zubereitet wurden, kann man mit der Discustherapie positivieren. Anwendung der Discustherapie ist nur als Erstanwendung (Erstbehandlung) oder nach starken Wiederaufladungen möglich, d.h. wenn der Körper eine Erdstrahlenaufladung besitzt, die man umwandeln kann.

Es sei denn, man nimmt eine **andere Erdstrahlenladung** auf die Scheibe auf und **wendet diese** sodann **vor dem Auflegen um**. Derartige Aufnahmen sind sogar durch Auflegen der Scheibe auf die deutende Hand aus **weiten Entfernungen** möglich.

Zur störungsfreien Abführung der Gestirnstrahlen macht man die Discustherapie an den Händen und Füßen. Siehe Seite 23.

Die Bruscaltherapie (bruscum lat. = Bürste; Anhang Abb. 7)

Vor der Anwendung derselben muß der Körper, wie bereits gesagt, **ausreichend mit Gestirnstrahlen** aufgeladen sein, sonst kann es passieren, daß sich die mittles Bürste oder Handfeger örtlich aufgebrachten Gestirnstrahlen auf den **ganzen Körper** verteilen, und hierdurch die schmerzlindernde Wirkung an der **behandelten Körperstelle** ausbleibt.

Mit einem **Abstand von wenigen Zentimetern**, ca. 5 cm, führt man eine **Bürste oder einen Handfeger,** die **Haare antennenförmig nach oben** und den **Bürstenrücken schräg auf den Körper gerichtet,** über die schmerzenden Stellen. Wie wenn man eine Tube **von oben nach unten** leerdrücken wollte, führt man die Bürste **von oben nach unten über den Körper**.

Bisweilen verspürt der Patient bei der Behandlung sensibler Körperstellen ein **leichtes Kribbeln** oder eine **schwache Erwärmung**. Mitunter verspürt er aber auch, wie der **Schmerz langsam nach unten** über die Füße abwandert. Anwendung je nach Bedarf jeweils bis 3 Minuten Dauer. In hartnäckigen Fällen ist die Bruscaltherapie mit gleichzeitiger Strahlenextraktion anzuwenden.

Die Bruscaltherapie mit Strahlenextraktion

(Anhang Abb. 8)

Hier verfährt man genau wie bei der Bruscaltherapie, jedoch von Zeit zu Zeit steigt der Patient kurz auf einen **Fußschemel, unter dem** zum Anziehen der Gestirnstrahlen **eine kleinere Bürste** liegt. Die kleinere Bürste liegt auf dem Rücken, d. h. die **Haare sind ebenfalls nach oben gerichtet.**

Anwendung ausschließlich, wenn die anderen Therapien erfolglos bleiben. Meist nur als einmalige Behandlung erforderlich.

Die Digitaltherapie (digitus lat. = Finger; Anhang Abb. 9)

Kleinere Schmerzzonen wie z. B. einzelne Wirbel, das Hüftgelenk, die Zähne, die Augen und Ohren, aber auch Herpes an den Lippen lassen sich wirkungsvoller mit der **Digitaltherapie** behandeln.

Hierbei bilden die **vier ausgestreckten Finger die Antennen**, mit denen die **Gestirnstrahlen aufgenommen** werden, während der nach unten abgewinkelte **Daumen** die aufgenommenen Strahlen **auf die schmerzende Körperstelle richtet**. Damit hierbei keinerlei Punktaufladung erfolgt, muß der **Daumen**, der ja der **Sender** ist, **kleine Kreise** beschreiben. Diese Therapie ist ebenfalls bei **Kopfschmerzen** angebracht, wobei **beide Hände den Kopf seitlich umkreisen** und hierbei die **beiden Daumen stets auf den Kopf gerichtet** werden. Man kann aber auch die **beiden Handballen seitlich** auf den Kopf aufsetzen, wobei die **Finger nach oben gerichtet sind,** ich nenne dies **Krone**. Oder man verschiebt die **beiden Hände** mehr **zur Kopfmitte** hin, wobei die **ausgestreckten Finger** beider Hände **ineinander verschränkt** werden, ich nenne dies **Hahnenkamm**. Sogar ohne Berührung ist eine Übertragung der über die Finger aufgenommenen Energie von den Handflächen zum Kopf möglich.
Die Anwendung ist individuell verschieden und richtet sich im wesentlichen nach dem **Sitz der Schmerzzone am Kopf.**
In Ermangelung einer Bürste kann man auch **größere Körperflächen** mit der Digitaltherapie behandeln, wobei die Hand mit dem **Daumen grössere Kreise** im **Uhrzeigersinn, d.h. rechtsdrehend**, beschreibt.
Anwendung je nach Bedarf beliebig häufig, jeweils bis zu einer Dauer von ca. 3 Minuten. Ein aufgespannter Regenschirm, umgekehrt auf den Kopf gestellt, hat die gleiche Wirkung der Durchflutung mit Gestirnstrahlen. Anwendung ca. 1 Minute.

Die Stirnpunkt-Kabel-Therapie (Anhang Abb. 10)

Damit nach diesen Anwendungen der Körper **ständig weiter mit Gestirnstrahlen** versorgt wird, muß sich nun die **Stirnpunkt-Kabel-Therapie** anschließen. Es ist die **einzige Therapie**, bei der der Körper auch **ohne Wiederholung der Anwendung** und sogar auch bei **horizontaler Körperlage zur Nachtzeit kontinuierlich Gestirnstrahlen** aufnimmt. Hierzu macht man **mitten auf der Stirn**, d.h. etwa **2 bis 3 cm über** der **Nasenwurzel oder Augenbrauenlinie** mit einem **strahlensammelnden Mittel einen Punkt, ohne diesen zu verreiben.**
Es eignen sich hierzu **Bier, Japanöl, Wick Waporup, Schwedenbitter, Rheumasalben**, fast alle **homöopathischen Mittel**, aber auch **Cola und Kaffee**. Durch den **Hopfengehalt** hat das Bier die weitaus **beste Wirkung**, außerdem ist es **hautverträglicher** als die anderen Mittel. Mit dieser Therapie vermag man **ältere Menschen** vor der **Alzheimer Krankheit, Epileptiker vor Anfällen, Herzkreislaufkranke vor Infarkten und Bettlägerige vor Blutverlust und Wundliegen** zu bewahren.

Die von mir entwickelte **„KURAMAN"-Creme** vereinigt alle Vorzüge und kann sowohl für das **Stirnkreuz** als auch auf **schmerzenden Körperstellen** verwendet werden. **Störungen im Energiefluß** werden durch **Cremeleitlinien** überbrückt. Auf der **Körperrückseite** durch einen **fingerbreiten Strich über die Wirbelsäule**, auf der **Körpervorderseite** durch einen Strich **vom Kinn zum Nabel** sowie **Querstriche an den Störstellen**. Durch dünnes Eincremen der **Ohrmuscheln** erzielt man eine **Ganzkörperaktivierung** (vergl. Ohrakupunktur). Zur **Ableitung der Gestirnstrahlen** über die Extremitäten ist die **Discustherapie an den Händen und Füßen in regelmäßigen Zeitabständen durchzuführen**. Bei auftretenden Schmerzen in den Füßen (wie Gicht) sollte man im Fußbereich des Bettes ein dünnes Kabel mit verknoteten Enden einlegen und **Cremepunkte auf die Nieren** machen. Hierbei muß mind. **ein Kabelende** auf dem **Fußboden** liegen.
Vorsicht, bei Verwendung eines **Kabels ohne Cremeauftrag** werden mehr Gestirnstrahlen abgeführt als aufgenommen werden.
Anwendung zeitlich unbegrenzt, doch mindestens 3 bis 10 Monate, wobei die Creme nach jedem Abwaschen wieder erneuert werden muß.

Die Blätter- und Blütentherapie

Als weitere **Ganzkörpertherapie**, die sich vor allem auch auf die **Organe und Drüsen** auswirkt, aber die auch zur **Behandlung von Schmerzstellen** geeignet ist, bietet sich die Therapie mit **Blättern und Blüten** an.
Hierzu legt man die **frischen Blätter** der nachstehenden Pflanzen mit der **Oberseite**, d.h. **wie in der Natur gewachsen, nach oben auf den Kopf des Patienten**. Die stärkste Wirkung läßt sich mit den **männlichen**, d.h. **drei- bis siebenlappigen Blättern des Hopfens** erzielen. Die weiblichen, birkenähnlichen Blätter sind ohne Wirkung. Zur Blättertherapie lassen sich ferner Blätter der **Brennessel**, des **Löwenzahns** oder auch der **Roßkastanie** verwenden. Darüberhinaus Blätter unserer heimischen und auch exotischen Blumen, so der **Geranie, Lavendel, Eisenkraut, Erzengelgewürz, rote Buntnessel, roter Weihnachtsstern, Tagetes, Calathea und Kalanchoe, Rhododendron, Dahlie, Azalee u.a.**
Die **Anwendung auf dem Kopf** kann **bis zu drei Minuten** dauern, und **täglich** sind ca. **zwei bis drei Anwendungen** dieser Art möglich.
Man sollte größte Sorgfalt darauf verwenden, **daß nicht die Blattunterseite nach oben** hin zu liegen kommt, weil hierbei **Erdstrahlenladungen** übertragen werden. Sollte man im Winter keine frischen Blätter zur Hand haben, so kann man auch die **getrockneten Blüten des Hopfens** oder des **„Roten Wiesenklees"** auflegen, diese wirken ebenso gut.

Übrigens, auch der Tee, den man durch **Überbrühen der getrockneten Blüten** gewinnt, hat eine **gestirnstrahlensammelnde Wirkung.** Die erwähnten Blätter und Blüten eignen sich auch vorzüglich zur **örtlichen Behandlung von Schmerzstellen** sowie zur **Beschleunigung des Heilungsprozesses** bei **schlechtheilenden Wunden** und auch **Knochenbrüchen.** Man legt dieselben einfach mit der **Blattoberseite nach oben auf den Verband bzw. Gips bei permanenter Anwendung.**
Die **Blüten** der o.a. Blumen haben sogar auch im **gedörrten Zustand** dieselbe Wirkung, und dies ohne Berücksichtigung der Ober- und Unterseite, ebenso die **Roßkastanie.**
Zur **Blättertherapie** lassen sich auch die Blätter **negativer Pflanzen** verwenden, jedoch müssen diese **umgekehrt aufgelegt** werden, d.h. die **Blattoberseite muß nach unten** zu liegen kommen, andernfalls wird eine bedeutende Schmerzverstärkung bewirkt. Die **Blüten negativer Pflanzen** haben die gleiche **negative,** d.h. **schmerzstärkernde Wirkung** und **dürfen** daher **nicht verwendet** werden. Negative Pflanzen sind **Philodendron, Farne, Efeu, Usambaraveilchen etc.,** hierzu gehören auch die **Walnußblätter.**

Die Fototherapie

Die Anwendung ist die gleiche wie bei der vorausgegangenen Therapie, d.h. statt der Blätter verwendet man zum **Auflegen auf den Kopf** oder **daran anschließend,** (wenn erforderlich, auch **auf die Schmerzstellen**) **ein Foto** oder auch ein **Zeitungsbild eines starken Gestirnstrahlenmenschen,** einer **Ziege,** eines **Pinguins** oder einer **positiven Pflanze.**

Auch hier muß darauf geachtet werden, daß die **Bildseite stets nach oben** liegt, anderenfalls eine **Aufladung mit Erdstrahlen** erfolgt. **Anwendung auf dem Kopf tägl. 2 bis 3 mal ca. drei Minuten.**

Schließlich kann man sogar auch **Fotos oder Zeitungsbilder** von **Erdstrahlenfeldern bzw. Ameisenhaufen, Reptilien etc. sowie negativer Pflanzen** zu dem gleichen Zweck verwenden, nur müssen diese mit der **Bildseite nach unten** aufgelegt werden. **Anwendung tägl. zwei Mal ca. eine Minute lang.**

Alternative Möglichkeiten

Lassen Sie mich der Vollständigkeit wegen noch erwähnen, daß alle **Impulse,** d.h. **schnelle Bewegungen, in Körperachse Gestirnstrahlen** auf-

bauen, während **Impulse quer zur Körperachse Aufladungen mit Erdstrahlen** bewirken. Demnach ist das beste Heimgerät für die Gesundheit ein **Mini-Trampolin**. Dieselben können überall aufgestellt werden, wo eine **Kopfhöhe von 2,50 m** gegeben ist. Sie haben einen **Durchmesser von ca. 1,00 m** und werden sogar mit **unterschiedlich starker Federkraft** angeboten.
Gestirnstrahlen lassen sich aber auch mit **Radon-Porphyr** aufbauen. Man benötigt hierzu lediglich ein **linsengroßes Stückchen** dieses Gesteins, doch sollte man sich vor **Daueranwendung wegen der Radioaktivität hüten**. Höchstens im Zeitraum von drei Wochen sechs Anwendungen von etwa einer Minute, d.h. wöchentlich nur 2 Anwendungen, danach absetzen. Auch lassen sich Quarzsteine sowie **positive Edel- und Halbedelsteine** hierzu verwenden, doch muß man sie vorher auf ihre Strahlung hin überprüfen.

Die Torsionstherapie und der Wirkmechanismus des Pendels (Anhang Abb. 11)

Bei der Untersuchung des bisher ebenfalls noch **unbekannten Pendeleffektes** bin ich nebenbei zu einer hochwirksamen Gestirnstrahlentherapie gelangt, die man sogar **ohne jegliches Hilfsmittel**, sowohl **ganzkörperlich** als auch auf **bestimmte Körperstellen ausgerichtet**, anwenden kann.
Bei meinen ersten Untersuchungen der Erd- und Gestirnstrahlen hatte ich festgestellt, daß sowohl die **Erdstrahlen** als auch die **Gestirnstrahlen** einen **Doppelwellencharakter** besitzen und **rechtsdrehend** sind.
Der **Dreheffekt des Pendels** wird durch die **große der beiden Wellen ausgelöst**. Es ist eine **rechtsdrehende fortschreitende Welle** mit einer Amplitude von ca. 30 cm, die sich in 10 Sekunden etwa einen Meter fortschraubt. Man muß sich diese Welle als eine Spirale vorstellen, die man aus einem schmalen Papierstreifen durch Rechtsdrehung am unteren und oberen Ende fertigt. Diese **fortschreitende Welle** hat bei den **Gestirnstrahlen die Richtung nach unten**, während sie sich bei den **Erdstrahlen** nach oben schraubt. Diese **Drehbewegung der Erdstrahlen** erscheint uns aber **von oben gesehen umgekehrt, also linksdrehend.**

Über einem **Erdstrahlenfeld** sowie über einem **Becherglas** mit **normalem Wasser** wird daher **das Pendel von uns gesehen** in **Linksdrehung versetzt,** daher bezeichnet man dieses als **linksdrehendes Wasser**.

Heilwasser und **Sole** werden von den **Gestirnstrahlen** durchflutet, die uns **rechtsdrehend erscheinen**, folglich bewirken sie eine **rechtsdre-**

Bei **Umkehrung dieses Sachverhaltes** konnte ich feststellen, daß man ein **Becherglas mit linksdrehendem Wasser** durch Ausführung **schneller rechtsdrehender Bewegungen mit der Hand** in ein **rechtsdrehendes Wasser** umwandeln kann und umgekehrt. Man kann demnach **aus jedem gewöhnlichen Wasser** ein **wohlschmeckendes Gesundheits- und Heilwasser** machen.

Im weiteren Fortgang meiner Experimente konnte ich feststellen, daß man durch **rechtsdrehende Kreisbewegungen** mit der **senkrecht gerichteten Hand über dem Kopf eines Probanden ganzkörperliche, hochwirksame Gestirnstrahlendurchflutungen** einleiten kann. **Von oben herab** auf **bestimmte Körperstellen** erzielt man **örtliche Durchflutungen.** Bei **Linksdrehung von oben** erhält man allerdings **Aufladungen mit Erdstrahlen**, daher ist **bei der Anwendung Vorsicht** geboten. Ich nenne diese **unmittelbare** Naturheilmethode, die **völlig ohne Hilfsmittel** angewandt werden kann **„Torsions-Therapie"**.

Etwa zehn Kreise erbringen eine Astralstrahlung von ca. vier Meter, somit reichen zwei Anwendungen à zehn Kreise pro Tag völlig aus.

Schon durch die erste Anwendung kann sogar die **Psyche verändert** werden, dann das Rädchen dreht dann nicht mehr in der falschen Richtung, wie man im Volksmund treffend sagt. Bei der Behandlung eines **Patienten** sollte dieser **aufrecht stehen**, damit sich der **Torsionseffekt** über die **ganze Wirbelsäule hin** fortsetzt, demzufolge sollte der **Behandelnde** eine **höhere Position** einnehmen. Gegebenfalls ist die Anwendung am Treppenauge in der Nähe des Podestes ohne weitere Hilfsmittel durchführbar.

Die **Torsionstherapie** ist übrigens **sogar am TV-Bildschirm** – aber ausschließlich **bei Direktsendungen,** – anwendbar, da die Strahlen auf dem **umgekehrten Weg durch die Kamera auf das Aufnahmeobjekt geleitet werden.** Ferner über das Telefon, sogar via Satellit, bis in ferne Erdteile.

Durch schnelle **rechtsdrehende Kreisbewegungen** mit der **ausgestreckten Hand über einem Erdstrahlenfeld** vermag man sogar die **Strahlenspirale so weit zurückzudrehen,** daß die **Strahlen erst nach längerer Zeit wieder auftreten.**

Bei **Selbstbehandlung mit gestrecktem Arm und gestreckter Hand nach oben**, d.h. **über dem Kopf**, muß man natürlich **Linkskreise** beschreiben. Auch Körperumdrehungen in Linksrichtung bewirken positive Durchflutungen. Einfacher ist es, **über einer Scheibe**, (z.B. Papier) **Rechtsdrehungen mit der Hand** auszuführen und so dann die Scheibe, **ohne umzuwenden**, auf den **Kopf** bzw. die **Schmerzstellen aufzulegen.**

In diesem Zusammenhang konnte ich auch den bisher noch **unbekannten Wirkmechanismus des Heilpendelns** klären, den die Wissenschaft bis heute als Hexerei oder Suggestion hinstellt.
Etwa 20 **rechtsdrehende Pendelkreise von oben über** einem aufladbaren **Gegenstand** oder **über einen Probanden** erbringen eine **Astralstrahlung** von ca. 4,00 m. Ist der **Pendler** darüber hinaus noch ein **Gestirnstrahlenmensch**, so wird die **Wirkung noch verstärkt.**
Hierdurch ist es auch zu erklären, daß Pendel zuerst **mit schwachen Kreisen beginnen**, die sodann **ständig an Stärke zunehmen**. Das **anfangs schwache Signal** wird durch die **Pendelkreise immer in der gleichen Richtung kontinuierlich verstärkt** und hierdurch **zunehmend deutlicher**. Geht man mit **kreisendem Pendel über** die von mir entwickelten **Erdstrahlenschutzgeräte**, so werden dieselben je nach Links- oder Rechtsdrehung mit Erd- oder Gestirnstrahlen **aufgeladen** und **verlieren ihre Wirksamkeit**. Durch **kurzes Überstreichen** mit einem **Hohlreflektor, z.B. Taschenlampe oder Reflektorbirne,** wie wenn man mit einem Wasserschlauch etwas wegspritzen wollte, wird die **Aufladung weggeschossen und die Wirksamkeit des Gerätes wiederhergestellt.**. Vorsicht: In der **Schußrichtung** sollte sich niemand aufhalten.
Noch ein Hinweis: **Nahezu alle Lebensmittel** lassen sich durch einige darüber, d.h. nach unten ausgerichtete **schnelle Hand-Rechtskreise** mit **Gestirnstrahlen aufladen**. Sie sind hierdurch **gesünder** und **schmecken besser**. Probieren Sie es vielleicht einmal mit einer zerschnittenen Banane aus. Übrigens schon drei **segnende Kreuze mit der ausgestreckten Hand** bewirken ebenso eine schwache Aufladung.

Die Manustherapie (manus, lat. = Hand) Anhang Abb. 12

Schließlich konnte ich feststellen, daß man sogar an einem **entfernten, starken Erdstrahlenfeld**, selbst **durch Massivwände hindurch**, den **Strahlenaustritt für mehrere Minuten völlig unterbinden kann,** wenn man mit **schnellen Handbewegungen etwa zehn Sekunden lang** mit der **Handfläche nach unten in Richtung Strahlenfeld winkt.** Winkt man mit dem **ganzen Arm** jedoch in **Schlangen- oder Fischschwanzbewegungen**, so ist die Wirkung **bedeutend größer.**
Vielleicht ist es in unserem Unterbewußtsein verankert, daß man den Menschen, von dem man sich verabschiedet, **als Abschiedsgeschenk** durch **Zuwinken mit Gestirnstrahlen beschenken will**, vielleicht aber auch ist dies nur ein Zufall.
Es ist jedoch nicht ausgeschlossen, daß zu früheren Zeiten, als die Menschen noch strahlenfühliger waren als sie es heute sind, eine solche Ein-

wirkung empfunden wurde, genau so wie wir es als **unangenehm empfinden,** wenn jemand mit dem **Zeigefinger auf uns deutet** und hierbei **eventuell vorhandene Erdstrahlenladungen** auf uns überträgt.

Durch ca. zehnmaliges Auf- und Abwinken mit der **gestreckten Hand, die Handfläche nach unten**, jeweils **nur bis zur Kopfhöhe** einer Person, lädt man diese bis zu einem Wirkungsbereich von ca. fünf Metern mit Gestirnstrahlen auf und dies sogar aus mehreren Metern Entfernung und durch Massivwände hindurch. Gott gab uns demzufolge Fähigkeiten, die an Wunder grenzen, nur sind wir uns dieser nicht bewußt.

Umgekehrt, d. h. mit der **Handfläche nach oben**, kann man durch Auf- und Abwinken, jeweils bis zur **unteren Begrenzung** eines Gegenstandes bzw. einer Person unter den gleichen Umständen **Aufladungen mit Erdstrahlen** bewirken.

Dies bedeutet, daß man durch **abwechselndes Umwenden** der winkenden Hand sogar **Strahlendurchflutungen in beide Richtungen** erzielen kann, wodurch sowohl der **Sympatikus von den Gestirnstrahlen** als auch der **Parasympatikus von den Erdstrahlen** abwechselnd angeregt werden. Zur Anwendung winkt man ca. 5 bis 10 mal mit der **Handfläche nach unten bis an die obere Körperbegrenzung**, sodann **einmal ganz über den Körper hinweg.** Anschließend die gleiche Anzahl der Winkbewegungen mit der **Handfläche nach oben bis an die untere Körperbegrenzung**, und ebenso **einmal nach oben über den ganzen Körper hinweg.** Enden sollte eine **derartige Wechseldurchflutung mit den Gestirnstrahlen**, d. h. Handfläche nach unten gerichtet. Dieses Phänomen basiert ebenfalls auf der Antennenwirkung der ausgestreckten Hand. Ebenso ist **jeder Mensch zum Heilen fähig,** indem er eine oder auch beide **gestreckte Hände kurz nach oben richtet** und sodann **auf den Kopf** oder die **schmerzende Körperstelle** eines Menschen **auflegt.** Schon zwei solcher Anwendungen erbringen eine Astralstrahlung von mehr als fünf Metern.

Etwa zehn Winkbewegungen mit der Hand bis zur oberen Kopfbegrenzung erbringen eine Astralstrahlung von ca. 4 Metern.

Zur Selbstbehandlung nimmt man die Strahlen zuerst mit der ausgestreckten Hand auf und überträgt sie sodann auf den Kopf bzw. schmerzende Körperteile durch Auflegen, Anwendungen nach Bedarf. Dasselbe empfiehlt sich bei Müdigkeit z. B. bei langem Autofahren.

Übrigens, was das Wegschießen von Strahlen betrifft, so kann man ein starkes Erdstrahlenfeld für mehrere Minuten entstören, indem man mit dem ganzen Arm einmal von unten nach oben und dann von links nach rechts eine kraftvolle Bewegung ausführt wie wenn man Hühner verscheuchen wolle.

Wirkmechanismen der Ruten und Schleifen

Lassen Sie mich bitte nun, – nachdem ich den **Pendeleffekt** geklärt und beschrieben habe, – auch den **Wirkmechanismus der Ruten** beschreiben, der bisher **ebenfalls noch unbekannt** gewesen ist, und den ich nach **physikalischen Gesetzen** deuten konnte.

Bei dem Führen der **Winkelrute** nimmt man mit **beiden Füßen einen Teil des senkrecht aufsteigenden Erdstrahls** auf. Diese **partielle Strahlen** durchwandern den Körper nach oben und werden über die Arme in die **beiden Winkelruten** weitergeleitet. Sobald nun die **Ruten an den Hauptstrahl** gelangen, werden sie wie von einer unsichtbaren senkrecht gespannten Schnur angehalten, und die beiden Ruten kreuzen sich.

Bei **seitlichem Angehen** wird **zuerst die anstoßende Rute** und bei **weiterer Körperdrehung die zweite Rute** angehalten, wodurch die Kreuzung entsteht.

Aus der Physik ist bekannt, daß **gleichnamige Ladungen** sich abstoßen, demnach ist diese Erscheinung **gesetzmäßig.** Hebt man nach erfolgter Rutenkreuzung **ein Bein nach hinten** oder **richtet** man die **beiden Füße stark nach außen**, sodaß ein kleinerer Erdstrahlenherd oder ein Becherglas mit Wasser von diesen **nicht mehr angepeilt werden**, so **öffnen sich die Ruten.**

Die von mir entwickelte **Fernrute bedarf der beiden Füße** zur Aufnahme der Teilladung **nicht**, da die Funktion der Füße durch die **unteren Rutenschenkel** ersetzt wird. Sie nehmen wie **Antennen einen Teil der betreffenden Erdstrahlen auf**, der sodann über die senkrechten Griffstücke in die **oberen Rutenschenkel** weitergeleitet wird. Die **oberen Rutenschenkel wirken nun wie Sender**, die den **aufgenommenen Teilstrahl** wieder **an den Hauptstrahl zurückrichten.** Durch die **gegenseitige Abstoßung** der **gleichnamigen Ladungen** wird eine **Überkreuzung der Ruten bewirkt.**

Sowohl die **Winkelrute** als auch die **Fernrute** sind ebenso zur **Messung von Gestirnstrahlen** geeignet. Diese signalisieren ein **ständiges Kreuzen und Öffnen**, da die **Gestirnstrahlen** sich wegen der **Nähe der negativgeladenen Erde ständig** wie Wassertropfen **abbauen.**

Die **Gabelrute** ist eine **kurzgeschlossene Rute** aus Holz, Metall oder Kunststoff. Sie wird nach meinen Erkenntnissen von den **fortschreitenden Wellen** der **Erdstrahlen nach oben**, und von den der **Gestirnstrahlen nach unten gedrückt.** Zu ihrer erfolgreichen Führung ist eine gewisse **Sensibilität** erforderlich, die nicht jeder besitzt.

Die **Diagnoseschleife**, deren Wirkmechanismus ebenso bisher noch unbekannt war, nimmt die **Gestirnstrahlen des Führenden auf**, die von der **oberen Fingerkuppe zur unteren geleitet werden**, doch hierbei an der **Spitze durch Richtungswechsel** abgebremst werden.
Bei **Annäherung der Schleifenspitze** wird dieselbe durch **andere Gestirnstrahlenladungen** (gleichnamige Ladungen) abgedrängt, während man sich **Erdstrahlenladungen bis zur Berührung nähern kann**. Der **Schleifenführer muß mit Gestirnstrahlen** hinreichend **durchflutet** sein. Tritt der Schleifenführer mit einem Fuß fest auf, sodaß seine eigenen Gestirnstrahlen abgeführt werden, so zeigt die Diagnoseschleife auch bei gestirnstrahlengeladenen Gegenständen und Personen keinerlei Wirkung. Lassen Sie mich nochmals auf die **unterschiedlichen Wirkmechanismen** der verschiedenen Ruten zurückkommen und die **negative körperliche Belastung** beim Rutengehen deuten.

Die **Gabelrute** belastet den Rutengänger am stärksten, da alle Strahlen, die über die Füße aufgenommen werden, im **kurzgeschlossenen System** verbleiben. Dies trifft ebenso für die **Vertikalrute** und die **Lecherrute** zu. Bei der **Winkelrute** gehen die Strahlen **durch den Körper**, werden aber **zum Teil** an den **waagerechten Rutenenden** weggerichtet. **Ein Teil** der Strahlen entweicht **über den Kopf** des Rutengängers und ist nachweisbar. Bei meiner **Fernrute aus Edelstahl** (VA-Material) wird der **Körper des Rutengängers nicht belastet**, da restlos **alle** aufgenommenen Strahlen wieder **weggerichtet** werden.

Störungen in der Gestirnstrahlen-Durchblutung

Diese treten vorwiegend an den **ehemaligen körperlichen Erdstrahlenherden** auf und sind mit meiner Rute bzw. mit der Diagnoseschleife feststellbar. Zwar lassen sich dieselben durch die **Bruscalther. mit Strahlenextraktion** oder durch die **Manustherapie mit Wechseldurchflutung beseitigen, jedoch weit wirksamer ist die Discustherapie an den Füßen und an den Händen.** Hierzu **stellt man sich mit den Schuhen auf ein Blatt DIN A4**, tritt sodann **nach hinten herunter, wendet es** dann **vom Platz weg einmal nach vorne um.** Man **stellt** sich **erneut darauf**, tritt wieder **nach hinten herunter** und löscht abschließend die Information durch **viermaliges Umwenden des Blattes am gleichen Platz** wieder aus. Mit den **Händen** verfährt man ebenso, wobei man ein **Blatt DIN A5** oder ein **Buch** benutzt. Anwendung: In der 1. Woche alle 15 Minuten, in der 2. Woche alle 30 Min., in der 3. Woche alle 45 Min.. Ab der 4. Woche jede Stunde (mehrere Monate).

Allgemeines zu den Therapien

Wenn Sie diese, meine neuentwickelten Naturheilverfahren anwenden, werden Sie feststellen, daß **nach jeder Behandlung** der **sonst permanente Schmerz verschwunden** ist, doch daß er sich am darauffolgenden Morgen wieder einstellt. Dies ist darauf zurückzuführen, daß **in der Nacht im bestrahlten Bett die aufgenommenen Gestirnstrahlen** wieder **von den Erdstrahlen verdrängt** werden, wozu denselben in der Regel **acht Stunden** zur Verfügung stehen. In dieser Zeit können sich die **ehemaligen Erdstrahlenherde** wieder **voll aufladen**, und **Erdstrahlen bedeuten Schmerzen**, wie Sie feststellen werden.

Aus diesem Grunde ist es von allergrößter Bedeutung, daß man die Nacht über einem **erdstrahlenfreien Platz** verbringt. Wo diese Anforderung nicht durch **Möbelumstellung, Raumumfunktionierung** oder sogar **Wohnungswechsel** zu erfüllen ist, muß die Strahlenfreiheit durch **Strahlenschutzgeräte** herbeigeführt werden. Hierzu eignen sich die von mir entwickelten Strahlenschutzgeräte (Anhang Abb. 13). Der **Strahlenschutz-Keil SSK 17** zum **Schutz der gesamten Hausfläche** bzw. der **Fläche eines Doppelhauses**, oder das **Strahlenschutz-Trapez SST 14,5**, das eine Fläche in der **üblichen Größe eines Schlafzimmers** schützt. Beide Geräte sind vom **Deutschen Patentamt geschützt.** Darüber hinaus müssen alle **Werkzeuge, Hausgegenstände, Elektrogeräte, Flüssigkeitssäulen** etc. gegen das **Einbringen von Erdstrahlen aus dem Umfeld** entstört werden. **Nur wenn man die physikalischen Gesetze dieser Strahlen kennt, kann man sich gegen sie schützen.**

Nähere Einzelheiten hierüber entnehmen Sie bitte meinem Buch **„Erdstrahlen und Gestirnstrahlen, – Neue Erkenntnisse, Ratschläge, Natur-Heilverfahren und Patente", W. Ennsthaler Verlag.**

Sollten Sie jedoch **trotz der Anwendung meiner Strahlentherapien keinerlei Schmerzlinderung** verspüren, so hat der Schmerz eine **andere Ursache.** Auch in diesem Falle empfehle ich eine **Beachtung der Strahlen.**

Bei der Feststellung einer **Schmerzverstärkung,** muß die betreffende **Therapie unverzüglich abgebrochen** werden. Die aufgenommenen **Gestirnstrahlen** kann man sodann durch ein **einmaliges festes Auftreten beseitigen,** doch **davor** ist ein eventuell vorhandener **Stirnpunkt abzuwaschen.**

Lassen Sie mich kurz derartige Fälle erwähnen, in denen sich die **Befreiung von Erdstrahlen** und die **Durchflutung mit Gestirnstrahlen negativ** auswirken können.

lisieren sich aber sofort **im strahlengeschützten Raum in der Wirkungsweite der Intensität.** Man kann demnach die Information zwar im strahlenungeschützten Raum auf das Papier aufnehmen, jedoch das **Vermessen muß im strahlengeschützten Raum erfolgen, wenn man zu objektiven Ergebnissen kommen will.**

Wieder anders verhält es sich bei Erdstrahlen-Turbulenzen. Ihre Information bewirkt **sogar im strahlengeschützten Raum ein ständiges Anwachsen der Wirkungsweite,** doch bei genauer Beobachtung kann man feststellen, daß sich für eine **kurze Zeitspanne ein konstanter Wert** anzeigt. Lassen Sie mich ein Beispiel anführen, das jeder nachvollziehen kann. Eine Walnuß oder auch nur eine ausgeräumte Halbschale derselben, die mit der Öffnung nach unten gelagert wird, zeigt für eine kurze Zeitspanne das Maß von 1,50 m an, doch schon nach wenigen Minuten hat man eine Wirkungsweite von vielen Metern. Bei einer Untersuchung ihrer Information auf Papier wird demzufolge die jeweils augenblicklich vorherrschende Wirkungsweite aufgezeichnet. Dies bedeutet, daß man im **strahlengeschützten Raum die betreffende Walnuß zuerst entladen muß** (Entladen von Personen und Gegenständen) sodann überträgt man die Information auf ein Stück Papier. Nur für eine **kurze Zeit** läßt sich danach die richtige Wirkungsweite mit der Rute bestimmen.

Diese sich unterscheidenden Wirkungen der Informationen sind **deutliche Unterscheidungsmerkmale,** nach denen man sogar Rückschlüsse auf die **Art der Erdstrahlen** ziehen kann.

Man muß nicht unbedingt in jedem Falle zuerst die Information auf ein Papier übertragen, sondern kann die betreffende Wirkungsweite auch **direkt** an Fotos, Illustrierten- und Zeitungsbildern ermitteln. Hierzu legt man die Abbildung mit der Bildseite nach unten und bewegt sich mit der Rute in **Kopfrichtung oder in Richtung der linken Bildseite,** d.h. umgekehrt wie bei der Untersuchung der Abbildungen von Gestirnstrahlenmenschen.

Zur Untersuchung **entfernter Erdstrahlenfelder** legt man sich auf den **Unterarm** oder auf den **Handrücken ein Blatt Papier** und deutet mit den **ausgestreckten Fingern** der gleichen Hand auf das vorher mit der Fernrute **ermittelte Erdstrahlenfeld.** Danach bringt man das **umgewendete Blatt Papier,** das die Information enthält, im **strahlengeschützten Raum** kurz über einen **aufladbaren Metallgegenstand** z.B. über eine Messingfigur. Nach dem Vermessen der Wirkungsweite wird die Messingfigur durch eine **Handbewegung nach unten** von den Gestirnstrahlen befreit und wieder für weitere Messungen einsatzfähig gemacht.

Fälle, in denen sich die Strahlentherapien negativ auswirken können

Nach schweren **operativen Eingriffen**, eventuell mit **Schädigung des systematischen organischen Ablaufes**, kann sich sowohl die **Befreiung von Erdstrahlen**, als auch die **Durchflutung mit Gestirnstrahlen** wegen der **Organaktivierung** gelegentlich **negativ auswirken**. Es ist die gleiche Situation wie nach einer **Motorreparatur**, die eine **Leistungssteigerung** zur Folge hat, bei der aber die **alten, zu geringen Schlauchquerschnitte** beibehalten werden, d. h. das **Leitungssystem** ist der **größeren Motorleistung nicht angepaßt**.

In Kenntnis dieser Tatsache kann mit der **Beseitigung der Erdstrahlen** und **der Einleitung der ungestörten Gestirnstrahlen-Durchflutung nicht früh genug begonnen werden.**

Nicht selten wird aber der Rutengänger erst dann hinzugezogen, wenn **alles andere ohne Erfolg gewesen ist**, und der Patient, wie man sagt, auf dem **letzten Loch pfeift.**

Solche Patienten kann man mit einem Menschen in Vergleich setzen, der **in den Sumpf** geraten ist und ganz **allmählich aber stetig versinkt. Wehrt er sich** und bewegt sich, so kann durch die Rührwirkung **der Gesamtvorgang** des Versinkens noch **beschleunigt werden**. In jedem Falle ist er ohne fremde Hilfe verloren.

Ein **stark heruntergekommener Körper wehrt sich nach der Beseitigung der Erdstrahlenherde**, doch er benötigt dringend **die Hilfe und Unterstützung durch Ärzte und Heilpraktiker.**

Oder lassen Sie mich ein anderes Beispiel anführen. Eine Glut, die wegen Brennstoffmangels bereits am Verlöschen ist, flammt nach **Beseitigung der Asche**, d. h. durch Rütteln nochmals auf. Wenn aber dann kein neues Brennmaterial nachgelegt wird, sind die **verbliebenen Brennstoffreserven verhältnismäßig schneller** verbraucht. Führt man dem Feuer nach dem Rütteln zuzüglich vermehrt **Sauerstoff** zu, so wird die **Verbrennung hierdurch zwar nochmals verstärkt**, aber der **gesamte Verbrennungsvorgang zeitlich verkürzt**, wenn der **Nachschub ausbleibt**.

Das **Rütteln** kann man mit der **Beseitigung der Erdstrahlen**, und die **Sauerstoffzufuhr** mit der **Gestirnstrahlendurchflutung** vergleichen. Dieses Beispiel macht deutlich, wie wichtig gerade in den aussichtslosesten Fällen die **Zusammenarbeit zwischen den Rutengängern** einerseits und den **Ärzten und Heilpraktikern** andererseits ist, denn ohne neuen Brennstoff verlöscht das Feuer.

Lassen Sie mich an dieser Stelle eine weitere Erfahrung einbringen. Bisweilen kann es vorkommen, daß Ärzte trotz **schlechter Blutsenkung keine Krankheit diagnostizieren** können. Nach dem Verlegen der Strahlenschutzgeräte und der eingeleiteten Gestirnstrahlendurchflutung entsteht plötzlich an einer Körperstelle ein **Eiterherd**. Dies läßt darauf schließen, daß der Körper aufgrund der **gesteigerten Abwehrkräfte** plötzlich **reagiert und Gegenmaßnahmen** trifft, zu denen er vorher nicht fähig gewesen ist.

Vermutlich hätte sich später an der betreffenden Körperstelle Krebs gebildet.

Lassen Sie mich bitte einen anderen Fall anführen, der mich selbst betraf.

Bei meinen Versuchen in Richtung der **wirtschaftlichen Nutzung der Gestirnenenergie**, bei denen ich wegen der ungeheuren und nicht abgrenzbaren Energie eine Versuchsanordnung jeweils nur wenige Sekunden belassen konnte, passierte es mir in der Eile, daß ein stark konzentrierter Strahl meinen rechten Fuß traf. Monatelang hatte ich imVorderfuß starke gichtähnliche Schmerzen, die sich fortan noch verstärkten, wenn ich irgendwie mit weiteren Gestirnstrahlen zusammen kam. Der Fuß war stark rot angeschwollen, sodaß ich an manchen Tagen nicht einmal im meine Schuhe kam, zudem fühlte er sich heiß an. Oft konnte ich ausschließlich am Fuß eine Gestirnstrahlen-Aufladung von mehr als zwanzig Metern messen. Der Schmerz war oft so stark, daß ich Schlafstörungen hatte und gehunfähig war, sodaß ich das Schlimmste, – evtl. sogar eine Amputation wie im Falle Curie befürchten mußte. Dauerhafte Entladungen waren nicht möglich, da man sich ja doch ständig im Bereich der allgegenwärtigen Gestirnstrahlen aufhält. Rheuma- und Gichttabletten waren völlig unwirksam, da diese auf die Abführung von Erdstrahlen, nicht aber Gestirnstrahlen abgestimmt sind. Die einzige Linderung konnte ich vorübergehend durch eiskalte Fußbäder erzielen. Durch die Versuche mit der Torsionstherapie und das Zurückdrehen starker Erdstrahlenfelder war mein Fuß wieder einmal enorm aufgeladen und die Schmerzen so stark wie nie zuvor. In meiner Verzweiflung probierte ich alles, doch erfolglos. Schließlich kam mir der Gedanke, die Gestirnstrahlenladung mittels meiner Discustherapie in eine Erdstrahlenladung umzuwandeln, die sodann abzubauen gewesen wäre. Ich stellte meinen Fuß kurz auf ein Blatt Papier, wendete dieses sodann um und stellte meinen Fuß wieder darauf. Danach entfernte ich das Papier und neutralisierte es durch mehrfaches Umwenden über einem anderen Papier. Die Rute zeigte fortan keinerlei Aufladung mehr an, und der Schmerz ließ langsam nach. Nach etwa einer Stunde konnte ich folgende aufschlußreiche Beobachtung machen: Die entzündliche Rötung ging sichtlich zurück und der zuvor brennende Schmerz ging in einen mehr ziehenden Schmerz über. Waren vorher Berührungen und Druck äußerst schmerzhaft und Bewegungen unmöglich, so empfand ich nun Berührungen und sogar leichte Massagen sowie Bewegungen als schmerzlindernd. Brachten mir zuvor eiskalte Bäder Linderung, so schmerzten sie nun, und warmes trockenes Abdecken wurde wohltuend empfunden. Nach etwa drei Stunden war die Schwellung völlig zurückgegangen, und ich konnte sogar wieder einen Schuh anziehen. Durch Hochlagerung des Fußes ließen sich die Schmerzen weiterhin reduzieren.

Diesen Sachverhalt auswertend kann man zusammenfassend sagen, daß **Erdstrahlenaufladungen** ein **gewisses Kältegefühl** bewirken, **Gestirnstrahlenaufladungen** hingegen **Wärme** oder **sogar Hitze** empfunden werden. Dies hatten wir ja schon vorher beim Stirnpunkt festgestellt, daß man nämlich trotz fehlenden warmen Unterbettes aus Wolle nicht mehr friert, sondern warme Füße hat.
Darüber hinaus kann man weiter schließen, daß bei **heißentzündlichem örtlichem Schmerz**, z.B. in den **Beinen oder Füßen** durch **Hochlagerung die Gestirnstrahlendurchflutung reduziert wird**, was als **bedeutende Schmerzlinderung** empfunden wird.
Ich glaube, daß man über die **Schmerzlinderung bei Hochlagerung** bereits seit Jahrhunderten Bescheid weiß, nur wußte man nicht, daß diese Wirkung auf die **Reduzierung der Gestirnstrahlen-Durchflutung** zurückzuführen ist.
Empfindet man somit die **Hochlagerung eines heiß-entzündeten Körperteils als wohltuend**, so sollte man **unter keinen Umständen die Gestirnstrahlendurchflutung forcieren.**

Lassen Sie mich hier noch eine bedeutende Erkenntnis anfügen.

Sobald eine Kochsalzlösung pro Liter Wasser mehr als 1,5 Gramm NaCl (Kochsalz) enthält, verdrängt sie sowohl die Erd-, als auch die Gestirnstrahlen d. h. **konzentrierte Kochsalzlösungen bewirken strahlentote Räume.** Nach dem Verzehr stark salzhaltiger Speisen, so auch Kartoffelchips etc., können im Verdauungsbereich wegen des Fehlens der Gestirnstrahlen Schmerzen auftreten. Eine Verdünnung der Salzkonzentration durch reichliches Trinken von Wasser mit anschließender Einleitung der Gestirnstrahlendurchflutung kann sofortige Beschwerdefreiheit herbeiführen.

Übrigens, die Schädlichkeit von Kochsalz für Herzkranke führe ich auf die strahlenverdrängende Wirkung zurück, denn die Gehirnimpulse zur Herztätigkeit bedürfen der Sympathikus-unterstützenden Gestirnstrahlen.

Zur weiteren Information

Der Inhalt meines Experimentalvortrag, der auf einer Expertentagung des Forscherkreises für Geobiologie am 25. 11. 1989, sowie im Juni und Juli 1990 bei mehreren Chapters der „American Siciety of Dowsers Inc.“ in den USA gehalten wurde.

Durch die Forschungsergebnisse der beiden Professoren König und Betz, die im Wünschelruten-Report veröffentlich wurden, sind wir, d.h. die gesamte Menschheit einen entscheidenden Schritt vorwärts gekommen. Da die **Existenz der Erdstrahlen nun wissenschaftlich nachgewiesen** ist, kann man die Radiästhesie nun nicht mehr als Scharlatanerie und Hokuspokus abtun. Es wird nicht mehr lange dauern, bis man auch den **Zusammenhang zwischen Erdstrahlen** und **Krankheiten** wissenschaftlich belegen kann. Sodann wird man auch in der Lage sein, die bis heute noch unbekannten Ursachen zu vielen Krankheiten zu klären. Die weitere Folge wird sein, daß sich unzählige Menschen, die sich zur Zeit noch – der Wissenschaft vertrauend – ungeschützt den Erdstrahlen aussetzen, in Zukunft schützen werden.

Wie Ihnen aus dem Wünschelruten-Report bekannt sein wird, hat man festgestellt, daß der Wünschelruteneffekt **nicht durch das Wasser selbst,** sondern durch einen **Sekundäreffekt** ausgelöst wird.

Auch bei **Verwerfungen** ist die Ursache für den Wünschelruteneffekt bisher **noch unbekannt.**

In meiner über dreijährigen Intensivforschung konnte ich alle bisher noch unbekannten Ursachen, die einen Rutenausschlag bewirken, klären.

Beim Wasser ist der Effekt auf den **unteren und den oberen Flüssigkeitsspiegel** zurückzuführen. **Zerstört man z.B. den unteren Wasserspiegel durch Lagerung eines Gegestandes, so zeigt das Wasser keinen Rutenausschlag.** Beim **Wandern, Entstehen und Verschwinden** eines Reizfeldes muß sich demnach die **Wasserader nicht unbedingt verschieben**, sondern es reicht schon aus, wenn sich ihr **Untergrund verändert**, d.h. Geröll durch Sand oder Lehm abgedeckt, oder von ihnen freigespült wird. Ferner kann durch **Steigen oder Sinken des Grundwasserspiegels** je nach Querschnittsfläche einer Wasserader der **obere Flüssigkeitsspiegel verändert** werden, bzw. **völlig wegfallen.**

Flüssigkeitssäulen in unserem **Wohn- und Lebensbereich** entstört man, indem man einen Gegenstand auf dem Boden lagert, der den **unteren Flüssigkeitsspiegel zerstört.**

Bei **Verwerfungen** ist der Effekt auf den **„kritischen Winkeleffekt” zu-**

rückzuführen, der bei allen nichtaufladbaren Flächen im Winkel zwischen 15 und 30 Grad zur Waagrechten entsteht. Auf diesen kritischen Winkeleffekt, der ebenfalls bis **heute noch unbekannt ist**, sind viele **Zerstörungen an unseren Bauwerken** zurückzuführen, so die Kongreßhalle (Schwangere Auster genannt) in Berlin, einige Rheinbrücken u. dgl. Durch die außerordentlich **starken Turbulenzen**, die an diesen Flächen entstehen, wird die Betonabdeckung zerstört, sodaß die Bewehrungsstähle rosten.

Diese **Turbulenzen**, die auch in unserem **Lebensbereich** entstehen, kann man durch **Vermeidung des kritischen Winkelbereiches** ausschließen. Ist aber der kritische Winkelbereich nicht zu vermeiden, so muß die **gefährdende Fläche untergliedert** oder durch **Fremdmaterial unterbrochen** werden, was sogar noch nachträglich als Entstörungsmaßnahme möglich ist.

Zu diesen beiden unterirdischen Störfaktoren gehören noch die **Erz- und Kohlenlager** sowie **Luftschächte** mit feuchter Luft. Sie ziehen ebenfalls die Erdstrahlen an, wodurch eine Konzentration bewirkt wird. Je nach **Form und Verlauf** können sie den Erdstrahlen sogar durch **Richtcharakterwirkung eine Schrägrichtung verleihen**.

Weitere **Störfaktoren**, die **ausschließlich in unserem Lebensbereich, jedoch nicht unterirdisch vorkommen, sind Chromnickelgefäße, Spiegel, Reflektoren, Reflektorbirnen, Gebißplatten, Jalousien** u. dgl. sowie **Elektrogeräte**. Auch **Wollprodukte mit Antennenform** und **Felle**, die auf Erdstrahlenfelder ausgerichtet sind, ferner **Bananen und Nüsse**, verschiedene **Blumen** und **rote Farbtöne** ziehen Erdstrahlen aus großen Entfernungen an, laden sich auf und **strahlen nach oben ab** oder **richten die Strahlen aus**. Hierzu gehört auch der „Glockeneffekt" durch umgestülpte Gefäße aus nichtleitendem Material. **„Die perfekte Hausentstörung."**

Mit den von mir entwickelten Strahlenschutzgeräten, dem Strahlenschutzkeil und dem Strahlenschutz-Trapez, die patentamtlich geschützt sind, werden **alle Strahlen, die unterhalb der Aufstellungsebene sind,** im Winkel von 20 Grad **wegreflektiert**. Der **darüberliegende Wohnbereich** ist nach der Installation eines Strahlenschutzgerätes auf Störfaktoren hin mit meiner Fernrute zu **untersuchen und zu entstören**.

Nun zu den Menschen und den Erdstrahlen. Ich konnte feststellen, daß es **Gestirnstrahlenmenschen** gibt, d.h. Menschen, die übermäßig Gestirnstrahlen aufnehmen, sodaß die Abstrahlung derselben den Körper wie eine Hülle umgibt. Bisweilen wird dies als **menschliche Aura** bezeichnet, doch ich konnte klären, daß **diese Abstrahlung von den Gestirnen bewirkt wird**, daher nenne ich sie **„astrale Körperstrahlung"**

oder „Astralstrahlung". Vereinzelt ist diese Strahlung so stark, daß die betreffenden Personen durch einfaches Hindeuten kilometerweit Erdstrahlen verdrängen können. Ich habe **mehrere Verfahren entwickelt**, mit denen **jeder Mensch seine Gestirnstrahlendurchflutung aufbauen bzw. wiederaufbauen kann.**

Diese **Naturheilverfahren mit der Energie Gottes** ermöglichen in **wenigen Minuten** bei allen Leiden, die durch Erdstrahlen verursacht wurden, **deutliche Schmerzlinderungen**, meistens sogar **völlige Schmerzfreiheit**. Die schmerzverursachenden Erdstrahlen werden meistens durch die Gestirnstrahlen regelrecht nach unten aus dem Körper verdrängt. **Erst nach der so erlangten Strahlenfreiheit kann der Heilungsprozeß einsetzen.**

Natürlich ist es in der Folgezeit wichtig, daß der betreffende Mensch **nicht wieder über einem Reizfeld liegt** und bis zur **Erlangung der Strahlenimmunität**, die nach ca. 3 bis 7 Tagen eintritt, **regelmäßig die im Strahlenherd angesammelten Erdstrahlenladungen abbaut**, wozu wiederum mehrere Möglichkeiten geboten sind.

Derartige **körperlichen Strahlenherde** bilden sich nur, wenn der menschliche Körper eine **Neigung unter dreißig Grad** zur Waagerechten einnimmt. **In aufrechter Haltung wird der herdfreie Körper nur von Strahlen durchflutet, da er Richtcharakter hat.**

Die körperlichen Strahlenherde kann man entweder im **Liegen mit der Winkelrute** oder am **aufrechten Körper mit meiner Fernrute** ermitteln. **Langjährige Strahlenladungen** an der gleichen Körperstelle vermögen sogar **Knochen zu zerstören** sowie durch den von ihnen ausgehenden **physikalischen Dauerreiz Krebs** zu verursachen, denn der Körper versucht die bestrahlten Organe durch **Vorlagerung von Schutzzellen** zu schützen.

Ich konnte feststellen, daß **über achtzig Prozent aller Leiden** auf den Einfluß der Erdstrahlen zurückzuführen sind, und daß die menschliche **Lebenserwartung durch Ausschalten der gesundheitsschädlichen Erdstrahleneinwirkung** im Durchschnitt um **ca. zwanzig Jahre angehoben würde**. Diese größere Lebenserwartung beinhaltet aber zwanzig **positive Jahre ohne Schmerzen und Leiden**.

Am 13. August dieses Jahres gelang mir mit einem faustgroßen Gerät, das ich entwickelt hatte, innerhalb von zwanzig Minuten eine **Großflächenentstrahlung im Umkreis von einhundert Kilometern** um Bad Kreuznach, sodaß die **gesamte Erdkruste**, die eine Schichtdicke von ca. **sechzig Kilometer hat, völlig erdstrahlenfrei** wurde.

In der Folgezeit hatten die **Gewitter** in diesem Gebiet **keine Fadenblitze**

mehr, die auf die Erde führten, sondern die **Blitze entluden sich zwischen den Wolken** explosionsartig wie bei einem Feuerwerk, und dies durch die unterschiedliche Lichtbrechung in allen Farben von Rot über Violett zu Blau, Grün und Gelb und Orange. Viele Leute berichteten mir, daß sie die Strahlenfreiheit angenehm empfinden. Noch heute **nach über drei Monaten** sind **noch nicht alle Erdstrahlenfelder wieder aufgeladen**. Am 21.07.90 habe ich die Ostküste der USA mit den Städten Jacksonville FLA, Savannah GA, und Charleston SC entstrahlt, um die Auswirkung auf die Hurrikanes festzustellen. In der Folgezeit wurde nur über einen einzigen Hurrikane berichtet, der sich erwartungsgemäß im Meer totlief, aber in der Nähe von New York 10 Opfer eines Schiffes forderte.

Erdstrahlen sind meßbar, speicherbar, übertragbar und kopierbar. Wie ich bereits vorne ausgeführt habe, bezeichne ich die Handhabung der **Winkelrute und auch meiner Fernrute** als einen **physikalischen Vorgang**. Auch die **Vertikalrute** möchte ich hier einbeziehen. Anders verhält es sich mit der **kurzgeschlossenen Gabelrute** aus **Holz oder Metall**. Für letztere Ruten, die einer gewissen **Sensibililtät des Führenden** bedürfen, tritt dies nicht zu. Für sie kann man daher auch den Ausdruck **„Muten"** gelten lassen, der für die **physikalisch wirkenden Ruten unpassend wäre**. So ist es auch zu erklären, daß Sie den Ausdruck „Muten" an keiner Stelle meines Buches finden werden. Im Gegenteil, bei unzähligen Experimenten wie z. B. beim Abstand der Strahlenbalken von Strahlenschutzgerät u. dgl. wird gemessen. Konnte ich auch die **Intensität einer Aufladung mit Gestirnstrahlen** oder die **Wirkungsweite eines Gestirnstrahlenmenschen** bzw. einer **Person, die ich mit Gestirnstrahlen auflud, genau messen**, so schien dies bei **Aufladungen mit Erdstrahlen** nicht so einfach möglich zu sein. Sie werden sich erinnern, daß ich oben zwar eine Möglichkeit zur Messung der Strahlenintensität erwähnt habe, die aber keine genauen Werte ergibt, indem man z. B. aus der Anzahl der Anwendungen über die Kontaktentladung etwa mit einem ein Kilogramm schweren Messingmörser Rückschlüsse auf die abgebaute Ladungsmenge ziehen kann. Das Ziel der präzisen Messung wäre dann erreicht, wenn es gelingen würde, die **Erdstrahlenladung einer bestimmten Intensität in eine Gestirnstrahlenladung der gleichen Intensität umzuwandeln**, die dann nach meinen Erkenntnissen zentimetergenau zu messen wäre, so überlegte ich.

Bei einem abendlichen Spaziergang mit meinem Hund kam mir plötzlich ein Gedanke, und ich kam nicht schnell genug nach Hause, um ihn in die Tat umzusetzen und in dieser Richtung zu experimentieren. Über Bechergläsern mit **unterschiedlich hohen Wasserfüllungen** legte ich jeweils eine Sekunde lang einen Bierdeckel. Sodann brachte ich die **Kehrseite des Bierdeckels** über eine Messingfigur und stellte fest, daß die

Messingfigur **je nach Höhe der Wassersäule unterschiedliche Wirkungsweiten an Gestirnstrahlen** aufwies. Es ist demnach möglich, die **Erdstrahlen in meßbare Gestirnstrahlen umzuwandeln.** Weitere Experimente schlossen sich an. Ein Foto, das eine Wasseraderkreuzung enthielt und wo der Blitz eingeschlagen war, brachte umgekehrt, d.h. mit der Rückseite über die Messingfigur hinwegbewegt eine Gestirnstrahlen-Wirkungsweite von 8,20 m.

Das umgekehrte Zeitungsbild eines erdstrahlenbehafteten Rollstuhlfahrers ergab an der Messingfigur eine Gestirnstrahlenaufladung mit der Wirkungsweite von 6,30 m. Eine weitere Überraschung brachte folgender Versuch. Mit dem Foto, das die Wasseraderkreuzung enthält, übertrug ich die Information der Erdstrahlenintensität von 8,20 m auf ein Papier. Danach bewegte ich kurz **über der Rückseite dieses Papiers** das Bild des Rollstuhlfahrers, das eine negative Ladungsintensität von 6,30 m hat. Als ich im Anschluß daran das Papierblatt mit der Information über die Messingfigur hinwegbewegte, erhielt dieselbe die Information einer positiven Intensität von präzhise 1,90 m. Danach nahm ich **nacheinander mehrere Erdstrahlenladungen auf ein Papier** auf und wendete es sodann auf die Rückseite. Ich stellte fest, daß sich **die einzelnen Wirkungsweiten, wie auf einer Schnur aufgereiht, hintereinander in der Reihenfolge der Information** mit der Winkelrute ermitteln lassen.

Diese Experimente beweisen, daß man mit den **Aufladungen der Erdstrahlen sogar addieren und subtrahieren kann.**

Die Summe der **körperlichen Erdstrahlen-Aufladungen**, d.h. **aller Erdstrahlenherde eines Menschen** läßt sich so ermitteln, daß man der betreffenden Person einen nichtaufladbaren Gegenstand z.B. eine **Postkarte oder einfach ein Stück Papier kurz auf den Kopf legt und sodann über dem Kopf umwendet.** In Sekundenschnelle zeigt sich die **meßbare Gestirnstrahlenaufladung in der gleichen Intensität, in der vorher die Erdstrahlenladung vorlag.** Auf diese Weise wird die betreffende Person nicht nur von der **Erdstrahlenladung befreit,** sondern zugleich **in der gleichen Intensität mit Gestirnstrahlen aufgeladen.** Auch noch **nach dieser Übertragung** ist die **Information der Strahlenintensität auf dem Papier unvermindert enthalten**, wie dies auch zuvor bei den Gestirnstrahlenbildern festzustellen war. Die Information auf dem Papier kann auch nicht durch festes Aufwerfen oder durch Bewegungsimpulse gelöscht werden, sondern ausschließlich **durch Auflegen einer entgegengesetzten Ladung gleicher Intensität.** Dieser Umstand läßt erkennen, daß man mehrere Papiere mit Informationen nicht in horizontaler, sondern nur in **vertikaler Lage** zusammenlassen kann, es sei denn, man schirmt alles durch **Aluminiumfolie** ab oder verwahrt alles in einem **Chromnickelbehälter** oder **Chromnickeltopf.** Hierdurch vermeidet man nebenbei **Störungen bei weiteren Experimenten**, aber auch **Schlafstörungen.**

Möchte man die **Information vervielfältigen**, so bringt man sie kurz **über oder unter** ein neutrales Blatt Papier, d.h. ein Papier, das keinerlei Information enthält. Man kann aber auch das **Blatt halbieren, vierteilen** usw., denn das **kleinste Stückchen Papier enthält die vollständige Information.**

Will man die Information auf dem Papier rückstandslos **löschen**, so kann dies, wie gesagt, nur mit der **entgegengesetzten Ladung gleicher Intensität** geschehen. Hierzu bringt man zuerst das Papier mit der Information über ein anderes Blatt Papier, sodaß sich die Information als **gleichnamige Ladung mit gleicher Intensität** auf dieses überträgt. Sodann **wendet man das obere oder das untere Blatt**, sodaß die **ungleichnamigen Ladungen aufeinander zu liegen kommen.**

Wenn man durch Auflegen und Umwenden eines Papiers die Erdstrahlenladung eines Menschen in eine Gestirnstrahlenladung gleicher Intensität umwandeln kann, müßte man analog dazu bei dem gleichen Verfahren einen Gestirnstrahlenmenschen mit Erdstrahlen aufladen können, doch dem ist nicht so, da der **Strahlenweg bei Gestirnstrahlenmenschen von oben nach unten verläuft**, und das **Papier keinerlei Information aufnimmt.**Dieser wunderbare Umstand macht es möglich, daß man vor der Anwendung auf eine Überprüfung verzichten kann, da der Gestirnstrahlenmensch hierbei keinerlei Erdstrahlenladung erhalten kann. Anders ist es natürlich, wenn ein Gestirnstrahlenmensch von oben auf ein Papier deutet, denn nach Umwendung des Papiers gehen Erdstrahlen der gleichen Intensität nach unten.

Im weiteren Verlauf meiner Untersuchungen konnte ich feststellen, daß sich die Erdstrahleninformation unterschiedlich verhalten. Man muß unterscheiden zwischen **Informationen von statischen**, d.h. unveränderlichen Strahlenladungen, **Informationen von dynamischen** , d.h. veränderlichen, wachsenden Strahlenladungen und schließlich **Informationen von Strahlenturbulenzen.**

Bei Informationen von **statischen, d.h. konstanten Erdstrahlenladungen**, z.B. von aufgeladenen Gegenständen und Personen sowie Abbildungen bleibt die **Wirkungsweite sowohl im strahlengeschützten, als auch im strahlenungeschützten Raum konstant.**

Bei Informationen von **dynamischen Strahlenladungen**, d.h. von Erdstrahlenfeldern direkt oder auch von Wassersäulen **wachsen die Wirkungsweiten kontinuierlich im strahlenungeschützten Raum, stabi-**

Zusammenfassend kann man anhand dieser aufgezeigten Möglichkeiten die Existenz der Erdstrahlen kaum noch in Frage stellen, im Gegenteil, man wird in der Physik kaum ähnliche Beispiele anführen können. In der Regel muß man nämlich die Resultate physikalischer Vorgänge durch Messen ermitteln und sodann eigenhändig zu Papier bringen. Mir ist kein physikalischer Vorgang bekannt, bei dem sich die Daten selbst ohne **technische Mittel** wie Apparate, Computer, Ausdrucker o dgl. **automatisch auf Papier aufzeichnen** wie es bei den Strahlen der Fall ist, und dies sogar auf **große Entfernungen** und durch **Massivwände** hindurch. Um dies zu ermessen, stellen Sie sich bitte vergleichsweise vor, daß der Stromableser zur Ermittlung des Energieverbrauchs nicht mehr in das Haus kommt, um den Zählerstand abzulesen und diesen zu notieren, sondern daß überhaupt kein Stromzähler vorhanden ist, und daß der Ableser im Vorübergehen lediglich ein normales Blatt Papier am Haus entlang führt, auf dem sich die Daten automatisch speicherfest aufzeichnen. Und noch mehr, daß es nicht einmal in die Nähe des betreffenden Hauses zu gehen braucht, sondern daß es schon ausreicht, von weitem auf das Haus zu deuten.

Daß man ferner zum Kopieren der Daten lediglich kurz ein anderes Blatt Papier unterlegen muß, oder sogar das Papier einfach halbiert, vierteilt usw.

Daß man schließlich zur Ermittlung der Differenz zwischen des vorausgegangenen Ablesung einfach die neue Information auf die Rückseite des gleichen Blattes aufnimmt, welches die vorausgegangene Information auf der Vorderseite enthält.

Ich kann mir denken, daß Ihnen dies alles utopisch vorkommt, doch es entspricht den technischen Möglichkeiten, die durch die Erd- und Gestirnstrahlen gegeben sind.

Bedenkt man schließlich, daß es möglich ist, mittels Erdstrahlen und Gestirnstrahlen Naturereignisse wie Blitze, Erdbeben, Wirbelstürme zu verändern, so können nur Ahnungslose und Ignoranten an der Existenz dieser Strahlen zweifeln.

Ich bin überzeugt, daß diese meine Erkenntnisse nur die Spitze eines riesigen Eisberges darstellen, den es für die Wissenschaft zum **Wohle und zum Nutzen der Menschheit** zu erforschen gilt.

Vielleicht wird dereinst der **Fortbestand unserer Erde** von der **Existenz und der wirtschaftlichen Nutzung** dieser beiden Strahlenarten – der Energie Gottes – **abhängen.**

Durch die Discustherapie zur sicheren Diagnose

Nahezu allen Krankheiten, deren Ursache man nicht kennt, steht man machtlos gegenüber. Sie gelten schlicht als unheilbar. Oft sind sie zudem schwer diagnostizierbar.

Ich habe mir die Mühe gemacht, und den Pschyrembel durchforstet. Hierbei konnte ich feststellen, daß bei **gleichen Krankheitsbildern** auch immer die **gleichen negative Strahlung** vorliegt. Durch **Aufnahme** der **Information eines Krankenbildes** und **anschießende Umwandlung** in die **entsprechende Gestirnstrahlenladung** wird die **Intensität der Strahlung meßbar.**

Das Verfahren ist unter der **Discustherapie** beschrieben. So konnte ich feststellen, daß Querschnittgelähmte eine Strahlung zwischen 6,00 und 7,00 m signalisieren und dies durch Massivwände hindurch. Die negative Strahlung bei einem Karzinom liegt zwischen 5,20 und 5,80 m. Chondrodystrophie hat 4,10 m, Blastomykosen = 2,40 m, Bechterew = 2,70 m, Enzephalose und Enzephalozystozele = 3,80 m, Endometriose = 1,90 m. Erysipel 2,80 m (wachsend), Erythema = 2,10 bis 2,50 m (wachsend), Granuloma = 1,5 m (nach beiden Seiten wachsend), Hautkarzinom und Sarkom = 4,90 m (nach beiden Seiten wachsend), Hernia und Herpes = 3,20 m, Hypohpyon = 2,10 m (n. b. Seiten wachsend), Ichthyosis = 6,40 m, Kunjunktivitis = 3,10 m, Lateralsklerose = 2,30 m, Lepra = 3,60 m, Lymphadenose = 4,60 m, Lichen = 2,20 bis 4,60 m, Lidkarzinom und Sarkom = 2,20 m, Tuberkulose = 2,60 bis 3,90 pro Herd, Lymphogranulomatosis 2,40 m, Lymphosarkom = 5,60 m, Mamma-Karzinom 5,20 m, Melanosarkom und Melanosis = 4,60 m, Melanom = 0,70 m, Metaplasie = 3,30 m, Mikrophthalamie = 2,50 m pro Auge, Millaria = 1,90 m, Osteomyelitits = 4,90 m, Parkinson Syndr. = 1,90 m, Pemphigus = 1,90 m, Perikarditis = 3,90 m, Phakomatosen 2,50 m, Polyarthritis = 2,60 m, Pustulosis = 5,80 m, Retinitis = 1,30 m, Sarkom und Sarkomatose = 5,00 m, Spinalium = 2,20 m, Sporotrichose = 3,40 m, Stauungspapille = 1,00 m, Struma = 4,00 m, Syndaktylie = 3,50 m, Syphilis = 2,30 m, Trichophytia = 2,00 m, Trophödem = 1,70 m, Vaccina = 1,60 m, Varizen = 3,60 m, Verruca senilis und V. vulgaris = 5,20 m, Zoster = 5,20 m. Aids = 5,50 m.

Diese Auflistung ist nur ein kleiner Ausschnitt aus den Untersuchungen und erhebt nicht den Anspruch auf Vollständigkeit.

Mir fehlen die Möglichkeiten festzustellen, ob bei einer **bestimmten Erdstrahlenaufladung** die körpereigene **Widerstandkraft** gegen **bestimmte Viren und Bakterien** zur Zeit **der Krankheitsentstehung**

fehlte oder ob die **Strahlung nach erfolgter Infektion** von den **Viren und Bakterien selbst bewirkt wird.**

Jedenfalls muß nicht nur eine Beziehung **zwischen der Krankheit** und den **negativen Erdstrahlen** bestehen, sondern darüber hinaus **bei Infektionskrankheiten** eine Beziehung **zwischen der negativen Strahlung und den Viren bzw. Bakterien.**

Wie auch immer die Zusammenhänge sein mögen, die **Wechselbeziehungen zwischen Erdstrahlen** und auch **Infektionskrankheiten** scheinen durch die **Strahlung beim Vorliegen bestimmter Viren und Bakterien** nicht zu widerlegen sein. Auch läßt die **heilende Wirkung der Digitaltherapie** z.B. bei **Lippenherpes** den Rückschluß zu, daß evtl. sogar auch **weitere Infektionskrankheiten mit Gestirnstrahlen wirkungsvoll bekämpft werden können.** Zumindest kann behauptet werden, daß die **körperliche Abwehrkraft** durch sie **bedeutend verbessert wird,** und daß sie vermutlich auch einen **gewissen Einfluß auf den Heilungsprozeß** haben.

Schon früher hatte ich Ähnliches vermutet, doch es schien mir damals ausgeschlossen, daß **Erd- und Gestirnstrahlen** irgend einen **Einfluß auf Infektionskrankheiten** haben sollten, obwohl mir folgendes zu denken gab.

Am Foto eines jungen Mannes hatte ich im linken Bein eine starke **negative Strahlenaufladung (Erdstrahlen)** festgestellt. Man sagte mir, daß dieses Bein durch **Poliomyelitits** (Kinderlähmung) verkürzt sei. Nun, es ist bekannt, daß bei **mangelnder Abwehrkraft**, z.B. **nach körperlichen und seelischen Anstrengungen** die Gefährdung hierzu besonders groß ist. So könnten auch hier die **Erdstrahlen** eine besondere Rolle gespielt haben, denn sie wirken **stark negativ** sowohl auf den **physischen als auch auf den psychischen Bereich**, was ich in unzähligen Fällen feststellen konnte.

Lassen Sie mich noch kurz auf jene Krankheiten zu sprechen kommen, bei denen ich eine **positive Strahlung (Gestirnstrahlen)** festgestellt habe. Entamoeba (Ruhr) hat 1,60 m Gestirnstrahlen. Schon vorher hatte ich an einer TV-Sendung festgestellt, daß Colibakterien eine positive Strahlung haben. Conjunktivitis vernalis, d.h. Frühjahrskatarrh der Augen = 1,90 m, Gicht = 2,30 m und schließlich Gonorrhoe mit 4,70 m. Weitere Krankheiten mit positiver Strahlung ließen sich im klinischen Wörterbuch nicht ermitteln.

An Zeitungsfotos konnte ich folgende negative Aufladungen feststellen:

Drogenabhängige: Körper frei, jedoch im Kopf 9m, Pestkranke ganzkörperlich 9 m, Tschernobylkinder im Kopf und Hals ca. 4m, Kreutzer-Jakob-Sydrom wie auch die BSE-Rinderseuche 9 m ganzkörperlich u. dies schon Jahre vor den ersten Symptomen, Toxic Shock Syndrom durch nektrotisierende Fasciitis Streptokokken 27 m ganzkörperlich. Mörder und Selbmörder 4 m bis 4,5 m.

Abschließend nochmals die **Technik des Messens** der Strahlung. Nachdem man die **Information auf die Scheibe** aufgenommen hat, wie es in der **Discustherapie** beschrieben ist, **wendet man die Scheibe** um, wodurch die **Erdstrahlen in Gestirnstrahlen** verwandelt werden. Nun muß man **vor dem Löschen der Information den Strahlenwirkungsbereich der Scheibe mittles quergehaltener Rute** bzw. **Diagnoseschleife messen.** Das Messen der Körperstrahlung wird vielleicht in einigen Jahren für die Medizin die gleiche Bedeutung haben wie das Messen des Fiebers.

Technische Möglichkeiten der Fernanwendung

Durch die Entwicklung bewährter Techniken werden der **Medizin** zukünftig **ungeahnte Möglichkeiten** erschlossen werden, denn da **alle meine Diagnosen- und Behandlungstechniken auf physikalischer Grundlage** beruhen, ist es möglich, dieselben mit Hilfe der technischen Errungenschaften unseres Jahrhunderts auf **größte Entfernungen hin,** ja sogar in die **entferntesten Erdteile** wie USA, Australien, zur erfolgreichen Anwendung zu bringen. Lassen Sie mich hier nur einige davon aufzählen.

Am **TV-Bildschirm** kann man an Personen **körperliche Erdstrahlenherde** ermitteln, indem man mit meiner **Fernrute** die betreffende Person untersucht, was sogar über die Bildbegrenzung hinaus geschehen kann. Zur Messung der **Intensität** nimmt man die **Information** gemäß meiner **Discustherapie** auf eine Scheibe auf, die man beim Deuten auf den Handrücken legt. Nach dem **Umwenden der Scheibe** d.h. nach der Umwandlung in Gestirnstrahlen, läßt sich die Intensität der Aufladung bestimmen.

Mit Hilfe der **Torsionstherapie** kann man nun der betreffenden Person geradewegs **über den Bildschirm und die Aufnahmekamera** Gestirnstrahlen übermitteln, was allerdings nur bei Direktsendungen, aber auch über Satellit, möglich ist.

Die **Intensität der Gestirnstrahlenmenschen**, d.h. die körperliche Astralstrahlung, kann man am **TV-Bildschirm direkt** entweder mit

quergehaltener Fernrute oder mit der **Diagnoseschleife** feststellen. So kann man auch **nach Verabreichung der Torsionstherapie** die Intensität der Gestirnstrahlenaufladung überprüfen.
Auch das **Telefon** bietet die Möglichkeit der Diagnose und darüberhinaus sogar den Einsatz **verschiedener Therapien**, so z. B. die Torsions-, Blätter- und Blüten- sowie Fototherapie. Zur Ermittlung der **körperlichen Gesamtaufladung** mit Erdstrahlen hält der Patient die **Sprechmuschel über den Kopf**. Die Information wird am anderen Ende der Leitung auf ein Blatt Papier aufgenommen, das man **über den Hörer** hält. Nach Umwenden ist die Intensität zu messen.

Will man nun die **Strahlenherde einzeln** bestimmen, so muß sich der Patient etwas schräg nach hinten setzen oder besser sogar hinlegen. Nun geht er im Abstand von ca. 10 cm mit der **Sprechmuschel über seinen Körper**, hält aber Hörkontakt, damit er das Stopzeichen bzw. das Ergebnis vernehmen kann.

Anschließend kann man sodann dem Patienten über die Sprechmuschel zuerst **ganzkörperlich** Gestirnstrahlen übertragen, indem er seinen Hörer wie einen Duschekopf ca. 10 bis 20 cm **über den Kopf** hält und anschließend über die vorher ermittelten einzelnen **Erdstrahlenherde**, bis schließlich Schmerzlosigkeit eintritt.

Die **Intensität der so übermittelten Astralstrahlung** läßt sich mit quergehaltener Fernrute oder mit der Diagnoseschleife am **Telefon** direkt messen. Auch kann man am Telefon präzise feststellen in welcher Körperhöhe die Durchflutung mit Gestirnstrahlen gestört ist, denn an dieser Stelle verharrt die pulsierende Rute beim Öffnen (Strecke in Bezug setzen zur ganzkörperlichen Astralstrahlung). Will man **Erdstrahlenflächen** in einer Wohnung fern-aufsuchen oder die **Strahlenbalken** nachkontrollieren, so sollte der Gesprächspartner **keinerlei Aufladungen** haben, was er durch eine Körperexplosion, d. h. Hochspringen mit gestreckten Händen, erreicht. Sodann geht er mit dem **Telefon** die Wohnung ab. Reicht hierzu die Leitung nicht aus, so hält er die **Sprechmuschel über seinen Kopf** und sucht deutend mit der anderen **gestreckten Hand** bei Hörkontakt die Wohnflächen ab. Dies alles ist sogar **via Satellit** möglich. Ein **Telefon mit Bildübertragung** wird sogar die erwähnten Möglichkeiten erweitern.
Diese Möglichkeiten der Übertragbarkeit durch technische Mittel erhärten den Beweis, daß alle bisherigen Erkenntnisse ausschließlich in den Bereich der Physik gehören und nichts mit Übersinnlichem zu tun haben.

Lassen Sie mich an dieser Stelle etwas näher auf die Aussage der verschiedenen Diagnosen eingehen. Alle Diagnoseverfahren der Schulmedizin wie z.B. EKG, EEG, Röntgen, Ultraschall, mikroskopische und chemische Gewebeuntersuchungen, Computertomographie etc. dienen der Feststellung **bereits vorhandener krankhafter Veränderungen.** Meine Diagnosemöglichkeiten mit der Rute, der Diagnoseschleife, aber auch die Diagnose mit dem Pendel, sowie die Elektroakupunktur und die Kirlian-Hochfrequenzfotografie und einige Bluttestverfahren stellen nicht nur **bereits eingetretene krankhafte Veränderungen** fest, sondern darüber hinaus auch **die Voraussetzungen und Gegebenheiten zum Entstehen krankhafter Veränderungen**, d.h. **schon lange vor den ersten Krankheitsanzeichen kann man sozusagen prädiagnostisch die Störung und Gefährdung feststellen**. Gestatten Sie folgendes Beispiel aus der Technik. Vergleicht man die **Ölumspülung** der beweglichen Teile eines Verbrennungsmotors mit der **Gestirnstrahlendurchflutung** des Körpers, so entspricht der **Öldruckanzeiger**, welcher Auskunft hierüber gibt, diesen **prädiagnostischen Effekten und Meßdaten**. Bei Mißachtung des Öl-Minimumstandes, was der Öldruckmesser anzeigt, tritt bei Überschreitung des unteren Grenzwertes wegen des Reibungseffektes eine Überhitzung des Motors ein, die schließlich zu einem Motorschaden oder sogar zur völligen Zerstörung des Motors führt.

Ist noch kein Schaden eingetreten, so reicht in der Regel nach erfolgter Abkühlung des Motors einfaches Auffüllen der Ölmenge aus. Wird bei einem bereits eingetretenen Motorschaden der Motor rechtzeitig repariert, aber die erforderliche Ölmenge nicht nachgefüllt, so beginnt der Schaden sofort nach der Reperatur von neuem, da eine wichtige Voraussetzung, die Schmierung, fehlt. Demzufolge ist es unerläßlich, nach der Reparatur Ölstand und Öldruck zu überprüfen.

Beim menschlichen Körper verhält das sich ähnlich. **Fehlt** an einem bestimmten Körperteil die **lebensnotwendige Gestirnstrahlendurchflutung**, so ist die **Abwehrkraft**, d.h. das **Immunsystem hier gestört**, sodaß die **Krankheit die absehbare direkte Folge daraus ist.**

Nun zu meinen Gestirnstrahlentherapien. Die **beispiellose, außerordentliche und ganzkörperliche Wirkung** derselben ist nicht nur an der **schnellen Schmerzfreiheit** und der **Einleitung der Heilung** ersichtlich, was man beim Menschen auf einen gewissen Placeboeffekt bzw. Suggestion zurückführen könnte, sondern sie ist auch mit der **energetischen Terminalpunktdiagnose** (Kirlianfotografie) und auch mit der **Elektroakupunkturdiagnose in ungewöhnlichem Ausmaß nachweisbar, d.h. meßbar**, was Heilpraktiker und Ärzte der Naturmedizin immer wieder in Staunen versetzt.

Die Mentaltherapie Mens, mentis (lat) = Geist, Verstand

Alles, über das ich **bisher in dieser Broschüre** und **auch in meinem Buch** über Erdstrahlen und Gestirnstrahlen berichtet habe, beruht auf **physikalischen Gesetzen**.

Bei Zusammenkünften mit anderen Radiästheten wunderte ich mich immer wieder über die Übereinstimmung der Ergebnisse beim **mentalen Muten**, die ich durch meine **physikalischen Meßmethoden** exakt nachzuprüfen vermochte.

Ich muß gestehen, daß mir der Zugang zur dieser **mentalen Radiästhesie** lange verwehrt blieb, obwohl ich mich sehr darum bemühte. Vielleicht aber auch sträubte sich mein Inneres dagegen, denn alle meine Erkenntnisse sollten eine rein **physikalische Grundlage** haben und von **jedem nachvollziehbar** sein.

Durch mehrere Experimente der **mentalen Übertragung von Gestirnstrahlen** des Herrn Bachmann, eines befreundeten Gestirnstrahlenmenschen, der von Mannheim aus seine astrale Körperstrahlung (Aura) von 18,30 m sogar auf andere Menschen in fernen Kontinenten meßbar übertragen kann, was ich selbst überprüfte, wurde ich angeregt, mir über das „Know-how" ernstlich Gedanken zu machen. Auch ein weiteres Experiment von Herrn Hooth aus Weinheim, welcher erster Vorsitzender des Vereins „Freunde der metaphysischen Fotografie und Radiästhesie" ist, vermochte ich mit meinen physikalischen Gesetzen nicht zu deuten. Er demonstrierte, daß er völlig ohne jegliche Therapie und Hilfsmittel seine astrale Körperstrahlung von 20 cm auf 2,50 m erhöhen kann, was er ausschließlich durch **geistige Konzentration** erreicht. Alle meinen eigenen Versuche in dieser Richtung schlugen fehl, da ich nicht wußte, in **welcher Weise** bzw. in welcher **geistigen Richtung** ich mich zu konzentrieren hatte.

Eines Tages kam ich dieser Sache unbeabsichtigt durch Zufall etwas näher. Meine kleine Tochter Eva-Maria liebt Musik über alles, daher bekam sie bei unserem Besuch in den USA von ihrer Tante einen bunten Kinder-Kassettenrecorder geschenkt und gleich eine Kassette mit gesungenen Kinderliedern dazu. So hörte ich immer wieder die gleichen Titel und wurde beim Schreiben durch die englischen Texte gelegentlich abgelenkt. Ich überlegte, welche meiner Kassetten mit Instrumentalmusik die ich vor vielen Jahren produziert hatte, ebenfalls für sie geeignet sein könnten, und entschied mich für „Passing the Planets", d. h. „die Planeten passierend" bzw. frei übersetzt „Vorbei an den Planeten". Nun empfand ich die Background-Instrumentalmusik beim Schreiben nicht mehr als störend, doch als der Titel „Jupiter“ gerade lief und sich meine Gedanken mit den Gestirnstrahlen befaßten, verspürte ich plötzlich ein bisher **unbekanntes Gefühl**, das ich sodann bewußt verstärkte, indem ich mir **geistig vorstellte, wie die Gestirnstrahlen vom Jupiter auf mich herabfallen und meinen Körper durchfluten.** Ähnliche Verknüpfungen dieser Art nennt man in der Psychologie Assoziation, und Sie werden sich an Leika, das erste Lebewesen in der Raumkapsel Sputnik erinnern, das man durch die Assoziation so weit brachte, daß es nur bei einem bestimmten Klingelzeichen Nahrung aufnahm.

Nach dieser Entdeckung bat ich Eunice, meine Frau, sich zum Versuch zur Verfügung zu stellen, die sich auch sofort bereit erklärte. Sie **schloß die Augen, schaltete die Umwelt ab** und ich spielte beide Seiten der Kassette ab, wobei ich ständig ihre astrale Körperstrahlung ermittelte. Es ließ sich feststellen, daß manche Titel dieser Spacemusik überhaupt **keinen**, andere nur einen **geringen Einfluß** auf die Astralstrahlung hatten. Die deutlich stärkste Wirkung erbrachten die Titel **Jupiter**, dritter Titel der Seite 2, und **Merkur**, welcher der erste Titel der Seite 1 ist. Die Musik von **Merkur** hat eine steigende Tendenz, und man stellt sich dabei vor, daß man durch die Gestirnstrahlen hindurch wie durch einen Regen nach oben zu den Sternen schwebt. Die Musik von **Jupiter** geht in die Breite und man stellt sich die unendliche Weite des Weltalls vor, in die man entrückt wird. Hierbei zieht man die **positiven Strahlen des Jupiter wie einen warmen Regen** regelrecht **auf den Körper herab**, was man gefühlsmäßig sogar wahrzunehmen glaubt. Die gleichen Versuche führte ich anschließend auch mit anderen Personen durch, und alle erlebten dasselbe. Mit wenigen Ausnahmen konnte ich bei allen das **beträchtliche Anwachsen der Astralstrahlung** über 20 m feststellen, obwohl manche, wie sie mir später sagten, dabei an **Gott** gedacht hatten. Dies führte bei allen Beteiligten zur sofortigen Schmerzfreiheit.

Ich bin der Meinung, daß sich durch diese **Mentaltherapie** die Astralstrahlung auch jener restlichen Personen, die unbeeinflußt blieben, erweitern läßt, wenn man **bei den ersten Musikberieselungen** zugleich irgend **eine andere meiner Therapien anwendet.**

Wenn man auf diese Weise fähig ist, **mental die Gestirnstrahlen herabzuholen**, so folgere ich hieraus, daß derartig aufgenommene Strahlen auch **mental steuerbar** sind. Man kann sie an bestimmte **Stellen** des Körpers **dirigieren** und aber auch, was noch bedeutungsvoller sein dürfte, man kann **bestimmte Körperteile ausschließen.**

Dieser Umstand könnte z. B. eintreten, wenn der ganze Körper dringend Gestirnstrahlen benötigt, aber die Gefäße der angeschwollenen Beine zur Aufnahme der Strahlen zu schwach sind, und eine Aktivierung hier nicht erwünscht ist oder erst allmählich gesteigert werden soll.

Dies läßt sich bei den anderen Therapien nur schwierig erzielen, es sei denn in horizontaler Körperlage durch Hochlagerung der Beine oder durch Abführung mittels Kabel bei der Stirnpunkttherapie wie oben beschrieben.

Diese **Mentaltherapie** bietet aber im Vergleich zu den vorausgegangenen Gestirnstrahlen-Therapien zudem einen weiteren, nicht zu unterschätzenden Vorteil. Sie kann **ohne jegliche Hilfsmittel** – außer der Musik – **zugleich bei einem großen Personenkreis** und darüber hinaus über unsere Medien wie **Funk und Fernsehen auf weiteste Distanzen** Anwendung finden.

Für unzählige alte Menschen, die klaglos ihre jahrelangen Schmerzen ertragen, ohne ständig einen Arzt damit belästigen zu wollen, oder die in Altersheimen bei unzulänglichem Pflegepersonal keine Gelegenheit haben, ihre Schmerzen auszudrücken, könnte dies ein Segen sein.

Zur Anwendung dieser Therapie kann man getrost alle Titel beider Seiten anhören, aber dann, wenn man das bestimmte Gefühl hat, die Erdenschwere verloren zu haben, muß man bei geschlossenen Augen die Vorstellung geistig unterstützen und die segensreichen Strahlen der Sterne in sich aufnehmen. Hierbei ist es wichtig, daß die **ganze Konzentration nach oben** auf die Sterne ausgerichtet wird.

Lassen Sie mich dieses Thema abschließend noch über Zusammenhänge berichten, die mich überraschten.

Nachdem ich mich ein wenig mit der Astrologie befaßt hatte, komponierte ich im **März 1979** die Titel für die Langspielplatte „Passing the Planets“, die wenige Wochen später vom Musikverlag Erich Jung produziert wurde.

In meiner Heimatstadt Bad Kreuznach wurden **1984** von dem ausführenden Feuerwerker Herrn Zink, Stuttgart von dieser LP vier Titel für die **Feuerwerk-Begleitmusik** zum 175-jährigen Jahrmarktsjubiläum ausgesucht. Unter diesen vier die beiden Titel **Merkur** und **Jupiter**.

Die pyrotechnische Fabrik Ellenberger bei Karlsruhe wählte im selben Jahr unabhängig davon zum gleichen Zweck vier Titel aus der LP aus und zeichnete die **elektronische Zündung** der angepaßten Feuerwerksköper erstmalig in der Welt **auf das Tonband** auf, sodaß eine hundertprozentige Synchronisation im Ablauf zwischen der Musik und dem

Feuerwerk erreicht wird. Die beiden Titel **Merkur** und **Jupiter** nahm auch er in das Programm auf.
Dieses elektronisch gezündete Feuerwerk wurde an mehreren Plätzen Deutschlands, aber auch in Italien und in Griechenland ausgeführt. Hierbei wird die Musik von ca. sechzig Lautsprecherboxen a 500 Watt ausgestrahlt, sodaß die Luft von der Musik erzittert, und man das Gefühl hat, nicht mehr auf der Erde zu sein sondern irgendwo im Weltall zu schweben. Viele, sogar ältere Leute, bezeichneten dieses Feuerwerk mit der angepaßten Begleitmusik als ihr größtes Erlebnis und berichteten danach, daß sie sogar vor Ergriffenheit weinten.
Im **Jahr 1989** erforschte ich die Gestirnstrahlen und untersuchte die Gestirne und Planeten auf ihre Strahlung hin. Hierbei stellte ich fest, daß von allen Planeten **Jupiter** und **Merkur** die **stärkste positive Ausstrahlung** haben.
Nun erst **nach elf Jahren** stelle ich durch Zufall die **Übereinstimmung von Gestirnstrahlung und Musik** sowie die **Auswirkung auf Menschen** fest, und ich frage mich, ob dies alles Zufall, Bestimmung oder Gottesfügung ist.
Die Musik des Titels **Saturn** kann die **Durchflutung mit Erdstrahlen** unterstützen. Diese Durchflutung sollte allerdings **ausschließlich im Zustand der Strahlenimmunität** angewandt werden, da sich sonst **vorhandene Blockierungen verstärken** könnten. **Erdstrahlen-Durchflutungen** unterstützen den **Parasympathikus**, d. h. sie wirken auf das vegetative Nervensystem **dämpfend**, während **Gestirnstrahlen-Durchflutungen** den **Sympathikus** unterstützen und **anregend** wirken, denn sie haben schließlich die gleiche Richtung wie die Gehirnimpulse.

Erlauben Sie, daß ich an dieser Stelle über etwas **Ungewöhnliches** berichte. Wie Sie an meinen Therapien feststellen konnten, ist es durch einfaches **Umwenden** z.B. eines Blattes, eines Fotos oder einer Scheibe möglich, eine **gegensätzliche Ladung** der gleichen Intensität zu erreichen.

Ich habe das authentische **Foto eines Ufo's** untersucht und festgestellt, daß es **auf beiden Seiten äußerst starke Gestirnstrahlen-Turbulenzen** bewirkt, egal ob ich die **Bildseite nach unten** oder **nach oben** wende. Für mich ist diese ungewöhnliche Feststellung nicht nur ein Beweis für die Existenz von Ufo's, sondern zugleich die Erkenntnis, daß diese Flugkörper durch Gestirnstrahlen angetrieben werden.
Diese Gestirnstrahlen-Turbulenzen der Abbildung sind so stark, daß ich es nicht einmal bei einem Tier wage, eine therapeutische Wirkung des Fotos zu testen. Wegen der **unabsehbaren Folgen** kann ich nur davor warnen.

Gehen wir in der mentalen Radiästhesie einen Schritt weiter, so gelangen wir zur **Parapsychologie**. Ich glaube, daß ich auch auf diesem Gebiet durch die Untersuchung der **astralen Körperstrahlung** an unzähligen Personen entweder direkt oder an deren Foto, Zeitungs,- oder Illustriertenbild, am Buchdruck, TV-Bild oder über das Telephon oder an deren handgefertigten Werken zu Ergebnissen gelangt bin, die für die Wissenschaft von größter Bedeutung sein dürften.

Bei Menschen **überdurchschnittlicher Astralstrahlung** lassen sich nämlich auch **außergewöhnliche Merkmale** und **Fähigkeiten** feststellen. Wie ich in meinem Buch „Erdstrahlen und Gestirnstrahlen" schreibe, hat man diese Astralstrahlung schon vor der Geburt. Sie muß nicht in jedem Fall vererbt werden und kann mehrere Generationen überspringen. Sie kann durch jahrelanges Liegen über einem Erdstrahlenfeld an der betreffenden Körperstelle oder auch am ganzen Körper vermindert oder sogar völlig zerstört werden.

Ein Wiederaufbau ist vor allem mit den von mir entwickelten Gestirnstrahlentherapien innerhalb weniger Wochen möglich, sofern der Bettplatz keine negative Strahlung aufweißt.

Lassen Sie mich die **Merkmale der einzelnen Gruppen** summarisch auflisten.

Menschen mit einer **Astralstrahlung von 1,50 bis 2,50 haben eine gewisse Ausstrahlung** und sind **beliebt** bei ihren Mitmenschen.

In diese Gruppe fallen **bedeutende Moderatoren, Schauspieler, Interpreten, Politiker.**

In der **Gruppe von 2,50 bis 4,00 m findet man bedeutende Komponisten, Autoren, Wissenschaftler, Wirtschaftmanager,** aber auch **Kunstfälscher.**

In der **Gruppe von 4,00 m bis 6,00 m** hat man **herausragende Persönlichkeiten** in der **Politik, Wirtschaft, Forschung** sowie in den Bereichender **vorausgegangenen Gruppen.** Vereinzelt auch **Weltspitzensportler.** Die **Gruppe der Wahrsager und Hellseher,** welche nun die **Parapsychologie** interessieren dürfte, hat eine **Astralstrahlung zwischen 6,00 m und 7,50 m.** Hier sind einzuordnen: der Niederländische Hellseher Croiset, der schon viele vermißte Kinder aufgefunden hat, ferner die Bonner Wahrsagerin Frau Buchala, der christliche Seher und Autor Jakob Lorber und andere. Hierzu gehört aber auch der außerordentlich erfolgreiche USA-Polizist Price, dessen **übersinnliche,** d. h.**seherische Begabung von mehreren Institutionen wissenschaftlich** mit einem **einwandfrei positiven Ergebnis überprüft wurde.** Nach diesen positiven Resultaten mit Mr. Price wurden mit anderen Versuchspersonen ähnliche Experimente durchgeführt, die allerdings negativ verliefen.

nem **einwandfrei positiven Ergebnis überprüft wurde.** Nach diesen positiven Resultaten mit Mr. Price wurden mit anderen Versuchspersonen ähnliche Experimente durchgeführt, die allerdings negativ verliefen.

Ich führe diese Mißerfolge darauf zurück, daß diese **Versuchspersonen nicht die erforderliche Astralstrahlung von ca. 7,00 m** hatten. Will die **Parapsychologie** zu weiteren **brauchbaren Ergebnissen** gelangen, so sollte man bei der Auswahl der Personen tunlichst auf die **Astralstrahlung** achten. Olympiakämpfer und Weltartisten haben 7 bis 10 m Astralstrahlung.
In der **Gruppe zwischen 10 und 20 m** sind nun die **Wunderheiler**, die in der Lage sind, die körperliche Erdstrahlenherde anderer Menschen mit Hilfe ihrer eigenen Gestirnstrahlen abzubauen und soviel positive Aufladung zu bewirken, daß eine Heilung eintritt.

Zwar wird Ähnliches auch von Heilern mit geringerer Astralstrahlenmenge bei mehrfacher Anwendung erzielt, doch nehmen diese, wie ich feststellen konnte, selbst eine Menge negativer Strahlenladungen auf, sodaß sie hierbei oft die Krankheiten ihrer Patienten übernehmen. Auch läßt bei ihnen die Heilfähigkeit von Behandlung zu Behandlung nach, sodaß der Erfolg bei den letzten Patienten des Tages ausbleibt. Derartige Heiler sollten sich selbst vor jeder Sprechstunde mit meiner KURAMAN-Creme versorgen. In dieser Gruppe findet man viele Welt-Spitzensportler und Artisten. Grotesk ist, daß der z. Zt. noch lebende Mensch mit der größten Astralstrahlung vermutlich von seiner Heilfähigkeit nichts weiß. Es ist der USA-Schauspieler Bob Hope mit 20 Metern. Lange glaubte ich, daß die Grenze bei 20 m liegt, bis ich eines Tages von einem katholischen Priester die Fotos von zwei seliggesprochenen Frauen zur Untersuchung erhielt. Das **Totenfoto der Hl. Bernadette von Lourdes** hat eine **Astralstrahlung von 37 Metern**. Das Leichenfoto wurde ca. einhundert Jahre nach dem Tod der Hl. Bernadette aufgenommen.
Das Foto der ebenfalls **seliggesprochenen Therese Neumann,** (Wundmale Jesu) die 1962 verstarb, hat eine **Astralstrahlung von 35 m.**
Diese **unfaßbare Astralstrahlung ist für mich ein Beweis der Gnade Gottes.** Aber auch ein **Zusammenhang mit Überirdischem** läßt sich daraus ableiten, denn Sie werden sich erinnnern, daß ich oben berichte, daß meine Frau beim Abspielen der Musik nicht an den Stern Jupiter, sondern an **Gott** dachte. In weiteren Versuchen konnte ich feststellen, daß sich beim **inbrünstigen Beten** die **Astralstrahlung erweitert.**Lassen Sie mich noch eine weitere Entdeckung in dieser Richtung erwähnen. Seit einigen Wochen wird von Sat 1 eine Sendung „Wahre Wunder“ aus-

gestrahlt. **An allen Personen**, die hier **wie durch ein Wunder aus den unmöglichsten Situationen mit dem Leben davonkamen**, konnte ich eine Astralstrahlung von ca. 4,00 m messen. Dies kann kein Zufall sein. Ich nehme an, daß diese Menschengruppe einen **besonderen Schutz**, einen „Schutzengel", hat. Bei einem Experimentalvortrag in der Stadthalle Braunschweig berichtete ich über diese TV Sendung und meine Entdeckung. Daraufhin meldete sich eine Heilpraktikerin und erzählte, daß sie schon sechs Totalschäden unverletzt überstanden hat. Die anschliessende Überprüfung ihrer Astralstrahlung ergab das Maß von 4,13 m.

Ob man diese Zusammenhänge jemals klären wird, ist fraglich. Vielleicht, so hoffe ich, habe ich der Parapsychologie einen Weg zur Aufklärung und Deutung ungeklärter Phänomene aufgewiesen.
Der hier aufgezeigte Zusammenhang zwischen Gott und den Gestirnstrahlen mag als Legitimation für den Titel dieses Buches gelten!
Als wissenschaftlicher Beweis dieses Zusammenhangs mag Folgendes dienen. Vor kurzem brachte unsere Tageszeitung das Foto eines Reliquienkreuzes, das im Besitz der hiesigen St. Nikolauskirche ist. Dieses Kreuz enthält **Splitter des Jesuskreuzes**. Meine Untersuchung auf Astralstrahlen ergab die bisher unerreichte Weite **zwischen 45 und 47 Metern pulsierend**. Diese einzigartige Astralstrahlung der Materie Holz beruht auf einem Berührungskontakt mit Gott, welcher nahezu zweitausend Jahre zurückliegt, und kann jederzeit von jedem nachgemessen werden. Demnach sind die „Gestirnstrahlen" **Gottes Geschenk an uns**, und **wir müssen nur lernen, dieses segensreiche Geschenk aufzunehmen**, wozu Ihnen meine Therapien einen Weg aufzeigen sollen.

Am Grab der **hl. Hildagard von Bingen** in der Pfarrkirche von Eibingen bei Rüdesheim Rh. kann man noch nach ca. 800 Jahren eine Astralstrahlung von 30 m messen. Schon damals stellte sie die heilende Wirkung mancher Steine fest. Meine Experimente zeigten mir allerdings, daß **Gestirnstrahlensteine ausschließlich von oben**, d.h. **aufgelegt, eine positive Wirkung haben**. Stellt man z.B. einen Fuß darauf, so entzieht der Stein dem Körper alle Gestirnstrahlen. Demzufolge mußten Edelsteine als Kronjuwelen auf den betr. Herrscher ebenfalls eine positive Wirkung gehabt haben. Auf die **Edelsteintherapien** verzichte ich bewußt, da man in der Lage sein muß, den jeweiligen Stein auf seine Strahlung hin zu überprüfen, denn die gleichen Steine können eine unterschiedliche Strahlenwirkung haben.
Abschließend noch eine interessante Entdeckung: So habe ich festgestellt, daß die Astralstrahlung nicht nur beim **inbrünstigen Beten**, sondern auch beim **Liebesakt** um das Vielfache erweitert wird. Hieraus schließe ich, daß für das Horoskop die **Zeit der Zeugung** und nicht der Geburt von Bedeutung ist, d.h. daß man bei Frühgeburten das Sternbild des errechneten Geburtsdatums annehmen muß, etc.

Einige wichtige Erkenntnisse in Versen

Strahlen, die nicht wahrzunehmen,
kreuzen ständig unser Leben,
laden, wenn man liegt darauf,
negativ den Körper auf,
bringen Krankheit und Verdruß,
was der Mensch verhindern muß.

Will man nicht vor ihnen kneifen,
muß man sie beim Schopfe greifen
und so weit **wegreflektieren**,
daß sie niemanden genieren,
ferner ist von großem Wert,
daß das **Lichtnetz** ist entstört.

Dann geht's an die **Störfaktoren**
Spiegel, Töpfe, Reflektoren,
Nüsse, Blumen und Antennen,
Winkel, die sehr stören können,
alles muß man einzeln testen
und verändern dann zum Besten,

denn – **„nur wenn kein Strahl mehr stört,
ist das Leben lebenswert.“**

Öl, Gelees und Flüssigkeiten
Strahlen stets **nach oben leiten,**
drum vermeid' sie unter Betten
und den and'ren Liegestätten,
gut platziert doch, wird erreicht,
daß ein Strahl zur Seite weicht.
Vermeide ferner unterm Bett
Kohlen, Teer, Metall, Brikett.

Aufladbare Gegenstände wirken wie Antennen dann,
wenn sie eine **Reihe** bilden, wie die Wagen einer Bahn,
holen von entfernten Feldern Strahlen in das Haus hinein,
die von **Wasseradern** stammen, **Erzen, Kohlen** und **Gestein.**
Beschränk' dich drum in **all den Sachen,**
die Zierde sind, doch Schaden machen.

Spiegel müssen senkrecht sein,
sonst spiegeln sich Strahlen ein,
doch auch dieses hilft dann nicht,
wenn ein **Berg** vorm Spiegel ist.

Schräg ist salopp und dient dem Dünkel,
doch **kritisch sind bestimmte Winkel**,
die an **nicht-aufladbaren Flächen**
die Strahlen reflektierend brechen,
sodaß im Nu im ganzen Haus
sich breiten **Turbulenzen** aus.

Gefäße aus denselben Stoffen
seien **niemals unten offen**
bei Glas, Papier und Cellophan,
Steingut, Plastik, Porzellan
muß man den **Glockeneffekt** meiden,
will man an Schlafstörung nicht leiden.

Kerzen, die aus Bienenwaben
leider Nebenwirkung haben,
Kunstwachs doch trotzt gleichem Licht,
schadet der Gesundheit nicht.

Die **Nüsse** überlaß' den Tieren,
die über Winter mit uns frieren,
statt sich zum Schlaf zurückzuziehen
oder zum Süden zu entfliehen.
Du bleibst gesund, das Tier lebt weiter,
„Verzichten" ist fürwahr gescheiter.

Ob roh oder gesotten,
empfiehlt ein jeder die **Karotten**,
doch damit liegt man leider schief,
denn diese strahlen negativ.

Karotten sind nur zu empfehlen,
wenn Würmer einen Körper quälen,
sie mögen keinen Strahlenschmaus
und nehmen daher schnell Reißaus.

Pfeffer gibt es schwarz und rot,
Rot strahlt Leben, Schwarz ist Tod,
würz' drum nur mit **rotem Pfeffer**.
was für die Gesundheit besser.

Zwar **weißer Zucker** schöner ist,
so gut wie **brauner** ist er nicht.

Durch die **Rippen** ihrer Blätter
wirken **Blumen wie Antennen**,
holen so bei jedem Wetter
Strahlen, die sehr schaden können.
Sie gehören nicht ins Haus,
setz' sie in den Garten aus,
doch auch dort kann es passieren,
daß sie Schmerzen dir servieren.

ergo: **Blumen**, die durch Strahlen stören,
in die Wohnung nicht gehören,
halt den **Tee** metall-verschlossen,
sonst wirst du von ihm beschossen.
Teepäckchen in Alu schließen,
daß auch sie dich nicht beschießen.

Der beste **Tee** bei Durst und Weh'
ist der vom **Roten Wiesenklee**.

Kochsalzlösung konzentriert
alle Strahlen reflektiert.
Derart **strahlentote Räume**
töten Menschen, Tier' und Bäume.

Salz verwend' drum mit Bedacht,
daß es keinen Schaden macht.

Reflektor-Strahler spenden Licht,
doch ungefährlich sind sie nicht,
sie **nehmen dir gesunde Strahlen**
und schaffen Zugang für die Qualen.
Nur, wem Du nicht gewogen bist,
bestrahle mit Reflektorlicht.

Getöntes Rot ist hochmodern,
die Popbranche benutzt es gern,
doch malt man auch den Teufel so,
drum merke: „**Rot ist Risiko**“.
Fürs Auge gibt's kein' Unterschied,
jedoch die Rute Strahlen sieht.
Ein roter Farbton, welcher stört,
wird dann per Discus umgekehrt,
bis er neutral und ungefährlich,
doch oft ist er sogar entbehrlich.

Edelsteine, welche Pracht,
Farbe, Glanz und Feuer,
viele sind bei Tag und Nacht
Strahlenungeheuer.
Dicht trägt man sie auf der Haut,
offen und verdeckt,
auch, wenn niemand auf sie schaut,
haben sie Effekt.
Drum muß jeden Stein man testen,
ob, – wie stark die Strahlung ist,
„neutrale“ sind fürwahr am besten,
„negative“ teurer Mist.
Ein positiver Edelstein
kann zur Behandlung nützlich sein,
doch nur, wenn hoch er auf dem Haupt'
dem Träger keine Strahlen raubt,

Naphtalin in den Toiletten,
Mottengift in Schrank und Betten,
senden Gas und Strahlen aus,
schaff sie aus der Wohnung raus.
Waldmeister dient dem gleichen Zweck,
riecht gut und hält die Motten weg,
Lavendel auch wirkt intensiv,
doch strahlt es leider positiv.

Starke Säuren und auch **Laugen**
können uns die Strahlen rauben,

denn durch sie wird das verdrängt,
wovon unser Wohl abhängt.
Mittel, die zum **Konservieren**,
zum **Reinigen**, zum **Odorieren**
in Küche, Bad und dem WC,
Streusalz gegen Eis und Schnee,
alles muß man kontrollieren,
und wenn's stört, eliminieren.
Auch **Alkohol**, wenn konzentriert,
alle Strahlen eliminiert.

Der **Weihnachtsbaum** im trauten Heim
kann auch ein Übeltäter sein.
Er holt mit Nadeln und mit Zweigen,
die durch die Last nach unten zeigen,
beständig Strahlen in den Raum,
die dann die **Kugeln**, die am Baum,
in alle Richtungen verteilen,
sodaß sie jeden dort ereilen.
Auch **Kerzen**, die in Reihe brennen,
wirken auf Strahlen wie Antennen.
Die **Spitze**, die hoch aufgesteckt,
hat Glocken-Turbulenzeffekt.

Will man sich am Baum erfreuen,
darf er keine Strahlen streuen.
Nur wer prüft, der kann genießen
ohne etwas einzubüßen.

Rote Autos, Trafos, Bäume,
die nicht weit genug vom Haus,
senden Strahlen in die Räume,
laden Mensch und Dinge auf.
Auch die **Hochspannung** kann stören
und die **Leitung von der Bahn,**
alles ist gut abzuwehren,
daß es nicht mehr schaden kann.
Mit Wellen von **Radar** und Mikro
verfährt man tunlichst ebenso.
Oft gelingt's mit **Wassersäulen**,
Aufladungen vorzubeugen,
doch wo diese gar versagen,
soll man **Reflexionen** wagen.

Bist Du erst die Blockade los,
ist danach diese Stelle bloß,
denn Lücken in der Aura bleiben,
drum spürst Du oft noch Deine Leiden,
erst wenn die Aura ganz geschlossen,
kann die Gesundung man erhoffen.
Nun gibt es hierzu **Therapien**,
die die **Gestirnstrahlen** anziehen,
nur, wer dieselben nicht vergißt,
auf Dauer ohne Schmerzen ist.
Zum Nulltarif kannst Du sie haben,
denn sie sind uns'res Schöpfers Gaben.
Schon zeitig müßt' man sich bemühen,
die Kräuter sammeln, wenn sie blühen,
sie trocknen und sie konservieren,
sodann durch Mischen konzentrieren,
jedoch wer hierin unerfahren,
der kann sich diese Mühe sparen,
bei Langzeitwirkung sich bequemen,
die Mittel aus der Dose nehmen.
Der **Stirnpunkt** wird nicht zum Problem,
hat man zur Hand die **Kullmann-Creme**,
der **dünne Punkt** auf Deiner **Haut**
die Aura Dir im Nu aufbaut,
auch wo sie sonst **am Körper** fehlt,
und Dich der **Schmerz** seit langem quält.
Auf dem **Verband** bei **Bruch** und **Wunden**
bewirkt er Heilung und Gesunden.

Die Creme verwende nur ganz spärlich,
denn große Flächen sind gefährlich,
die **Striche** mach nur fingerbreit,
die **Flächen** wie die Cremedos' weit.

Um **Schlafstörungen** durch Strahlen zu vermeiden,
soll man die Creme in **Alufolie kleiden!**

Um die Wirkung zu forcieren,
die Aura schnell zu komplettieren,
stellt man sich kurz mit Schuh' und Kleidung
auf ein Papier, ein Heft, die Zeitung,

danach tritt man ein Stück zurück
und **wendet um** das gute Stück,
dann **stellt man sich**, – man passe auf –,
erneut **auf diese Stelle** drauf.
Damit der **Discus** niemand' stört,
wird er dann **mehrmals umgekehrt**.
Man kann dies **täglich praktizieren**,
die Wirkung meistens **gleich verspüren**,
es **kribbelt** oder es wird **heiß**,
was vorher **taub** und **kalt** wie Eis.

Durchblutet werden **alle Zellen**
nun auch an **jenen Körperstellen**,
die **schlecht versorgt** seit vielen Jahren,
ihre **Struktur verändert** haben.

Regenerieren will der Körper nun,
doch kann er dies nur richtig tun,
wenn er die **Stoffe** zu sich nimmt,
die **per Rezept** für ihn bestimmt.
Nahrung, reich an Vitaminen,
soll dem Zellenneubau dienen.
Wenn die **Nerven** strapaziert,
wird **Neurogrisevit-f** ordiniert.
Bei Schmerz am **Kopf**, wenn man **nervös**,
B 1-, 2-, 3-, 6-, 12-Dragees.
Auch für die **Neubildung von Blut**
sind **sie** und **Vitamin K** gut.
Knochen, Muskeln und die **Haut**
werden mit **Vitamin E** aufgebaut.
Auch **Steirocall** ist für die Knochen,
ob degeneriert oder gebrochen.
Verstärkt bei **Krebs**, – es kann nicht schaden –,
Vitamin C in reichen Gaben.
Vorsicht jedoch **mit A und D**,
die **Überdosis** tut oft weh.
Bei **alten Menschen** obendrein
Thymus-Dragees tagaus, tagein.

Bevor man alles zu sich nimmt,
prüft man, ob auch die **Ladung** stimmt,

denn ist was **negativ geladen**,
bringt's keinen Nutzen, sondern **Schaden**.
Die Ladung läßt sich korrigieren,
durch **Rechtskreise positivieren**,
doch maßvoll muß die **Anzahl** sein,
nachprüfen muß man's obendrein.

Wenn **Alkohol**, der konzentriert,
Gehirnzellen tötet und desinfiziert,
so liegt's im Grunde nur daran,
daß **Strahlen er verdrängen** kann.
Wo diese dann den Zellen fehlen,
da bleibt auf Dauer nichts am Leben.
Säuren und Laugen wirken desgleichen,
bringen **Impulse** und **Strahlen** zum Weichen.
drum: **„Ist der pH-Wert nicht normal,**
droh'n Herzinfarkt und Schlaganfall."

An Körperstellen kann's passieren,
daß Ruten **Übersäu'rung** signalisieren.
Strahlentote Säuren werden korrigiert,
indem man **Linkskreise** ausführt
auf einen **Diskus**, der ganz klein,
klein muß auch ihre Anzahl sein.
Man legt ihn kurz – und paß auf –,
präzise auf die Stelle drauf.

Auf Dauer hilft die **Darmsanierung**,
Entschlackung und **Entsäuerung**.
Man **trinkt sehr viel**, doch **ißt nur spärlich**,
– bei Aufsicht ist dies ungefährlich –,
und wenn die **Nieren** funktionieren,
und Überschüsse exportieren,
nimmt man dann **Mineralien** ein,
Spurenelemente obendrein.
Wenn man die Säure stark **verwässert**,
wird die Wirkung noch verbessert.

Schließlich bedarf es Gottes Gunst,
denn ohne ihn mißlingt die Kunst.

Literaturnachweis

Erdstrahlen als Krankheits- und Krebserreger
von Gustav Freiherr von Pohl
Verlag Fortschritt für alle 1978

Strahlende Welt
von Rudolf Matthes
im Selbstverlag 1986

Der Wünschelrutenreport
von Prof. H. L. König und Prof. H.-D. Betzl
im Selbstverlag 1989

Klinisches Wörterbuch (251. Auflage) 1972
von Pschyrembel
Verlag de Gruyter

Der Radiästhet und Strahlenforscher
WILTON KULLMANN ist aktives Mitglied bei:

Der Deutschen Gesellschaft für Geobiologie
Dem Forschungskreis für Geobiologie, Waldbrunn
The American Society of Dowsers Inc.
The Center for Frontier Sciences, Temple University Philadelphia, USA

Bücher des gleichen Verfassers:

Gottes Gestirnstrahlen
Die perfekte Hausentstörung
Wissen von morgen
Erdstrahlen und Gestirnstrahlen

In Vorbereitung:
Durch KURAMAN spontane Schmerzbefreiung und wundersame Heilungen (Erfolgsberichte aus dem In- und Ausland)

Unterirdische Turbulenzen bauen oft großflächige Erdstrahlenfelder auf.

Bei Erdverwerfungen durch schrägliegende, ebenflächige oder nach unten hohl gewölbte Gesteinsschichten, welche eine Neigung zwischen 15° und 30° zur Waagrechten haben.

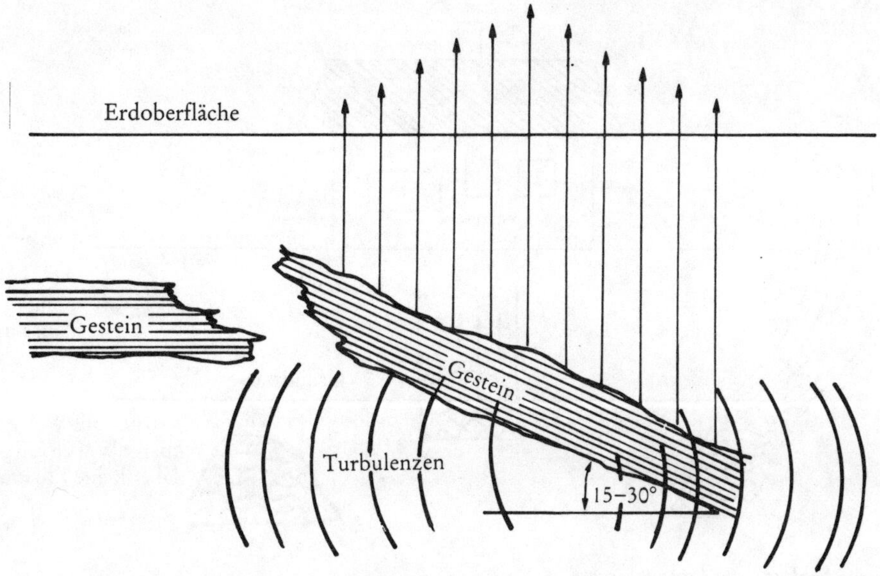

Bei unterirdischen Wassersäulen mit schrägen oder hohlgewölbten Grundflächen, welche eine Neigung zwischen 15° und 30° haben.

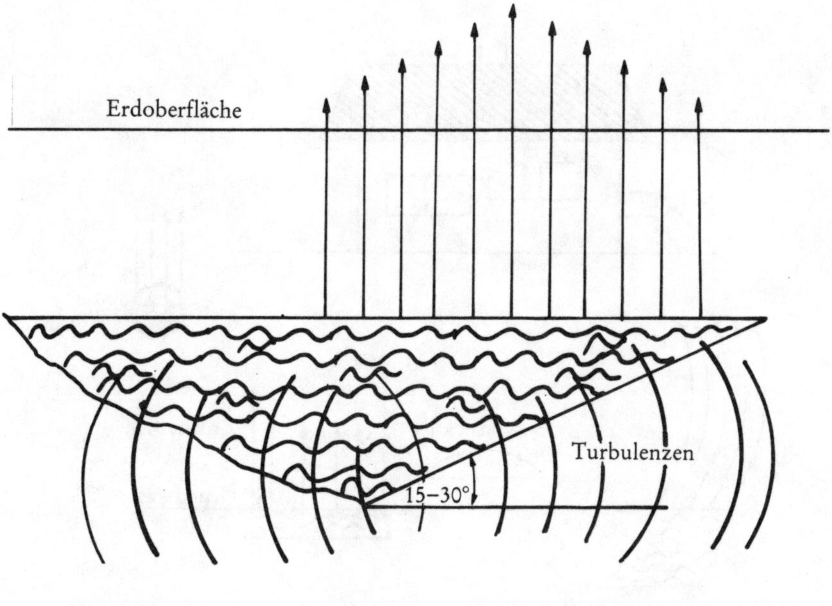

Abbildung 1

Verschiebung eines Strahlenfeldes durch Senkung des Grundwassers

1) Vor Senkung des Grundwassers

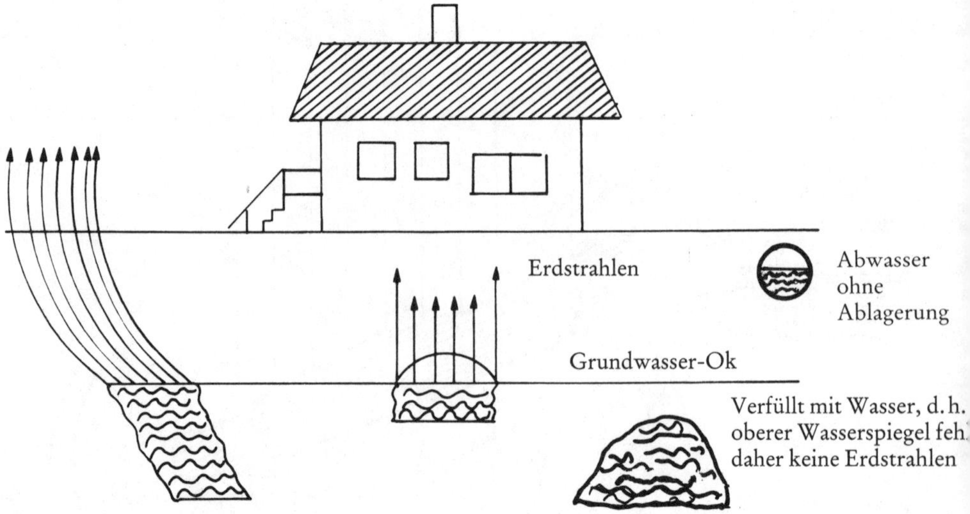

2) Nach der Senkung des Grundwassers

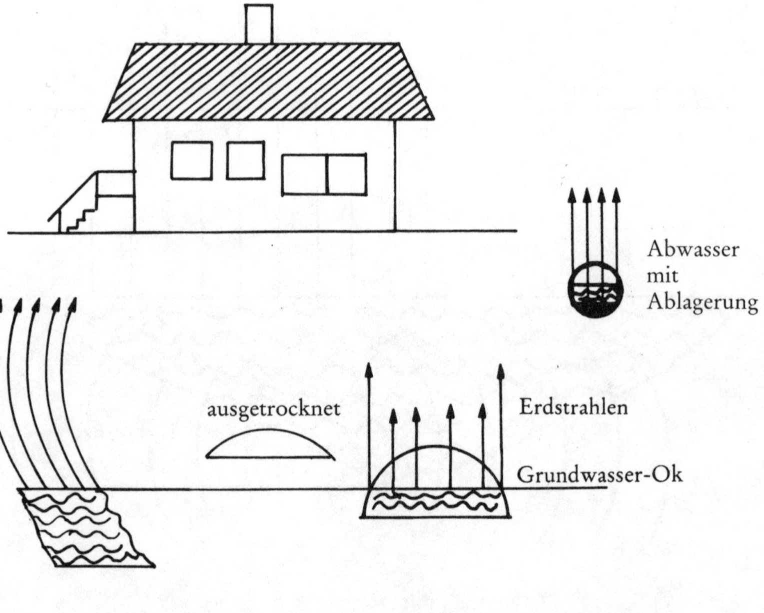

Abbildung 2

Verschiebung eines Erdstrahlenfeldes durch Veränderung der Bodenbeschaffenheit bzw. des „unteren Wasserspiegels".

1)

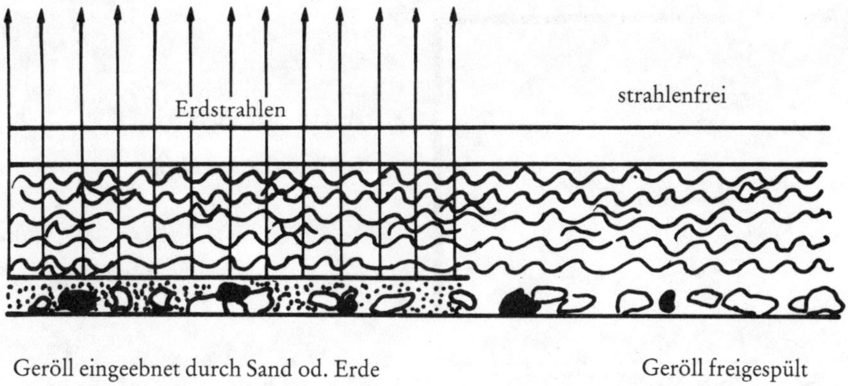

2) Durch Verschiebung des Sandes bzw. Bodens infolge stärkerer Strömung durch Niederschläge, Baugruben, Verstopfungen oder durch Bauwerke etc. werden Steine freigespült bzw. eingeebnet.

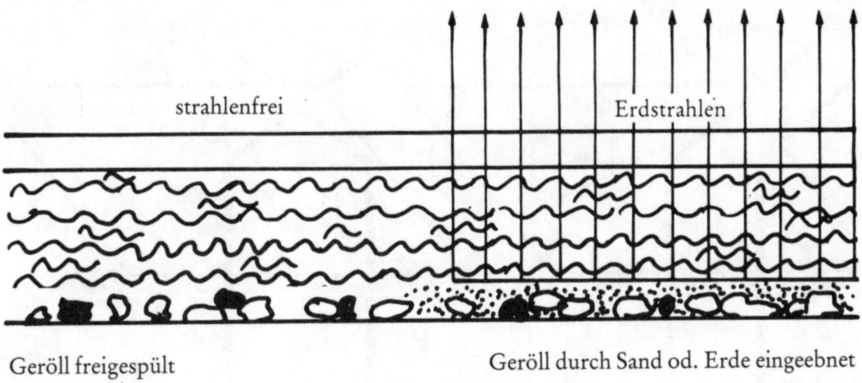

Abbildung 3

DIE WINKELRUTE AUS METALLDRAHT

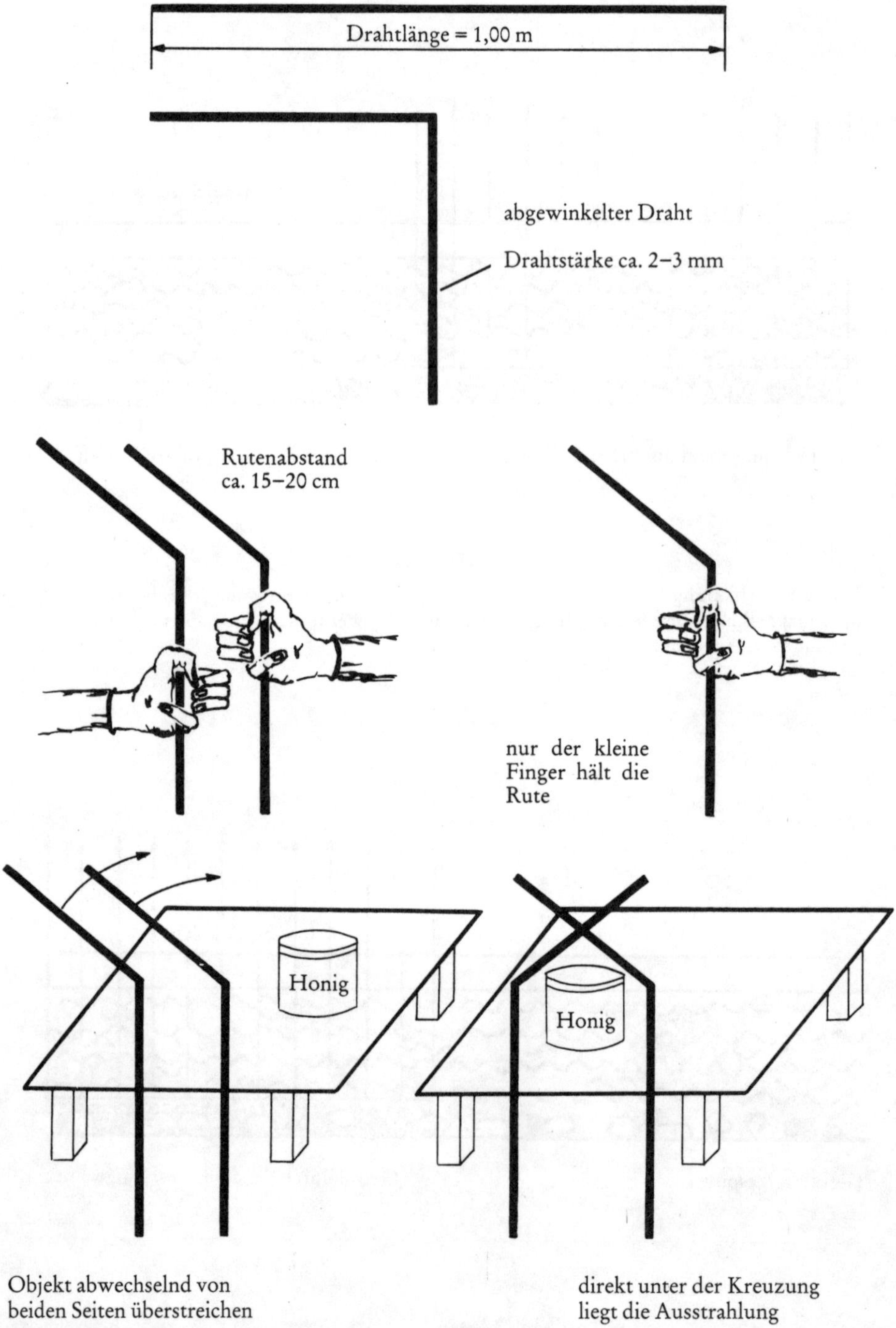

Abbildung 4

DIE VON MIR ENTWICKELTE U-RUTE ODER FERNRUTE

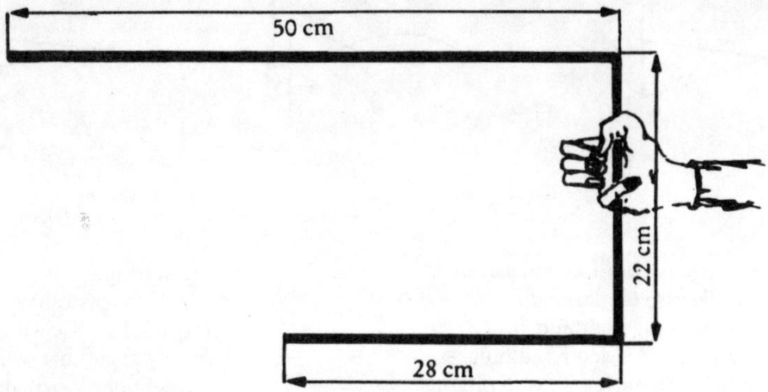

Die Meisterrute ist halb so groß, d. h. 25×11×14 cm,
und der untere Winkel hat nur etwa 87-88 Grad.

Vorteil: Diese Rute wirkt in jedem Falle:

a) unabhängig vom Stand des Benutzers (einbeinig oder zweibeinig bei jeder Fußrichtung)
b) auch ohne direkten Handkontakt (selbst beim Tragen von Gummihandschuhen)

Nachteil: Größere Verletzungsgefahr (Augen der Untersuchungsperson)

Die U-Rute kann auch zwei gleichlange waagrechte Schenkel haben.

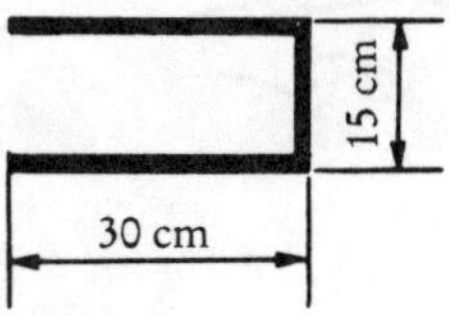

Die U-Rute ist die einzige Rute, die zum Aufsuchen entfernter Strahlenfelder und Strahlenladungen, auch als „Fernrute" verwendet werden kann (siehe Patentanmeldung).
Der untere Schenkel wirkt als Antenne und der obere Schenkel als Sender.
An ihr ersetzen die beiden unteren Schenkel die Füße des Rutengängers.

Abbildung 5

Die Diagnose-Metallschleife zur Überprüfung der „astralen Körperstrahlung"

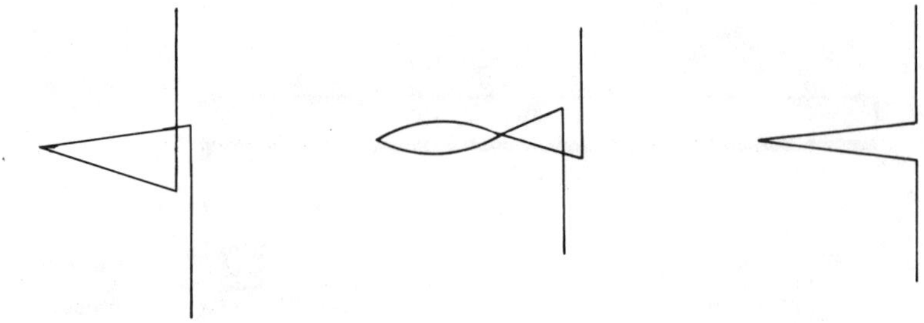

brauchbare Formen, da die Gestirnstrahlen an der Spitze (Teststelle) durch die Aufbiegung entgegengerichtet d. h. abgebremst werden. An den Kreuzungspunkten der Schleife dürfen keine Kontakte vorliegen.

ohne Wirkung
da die Gestirnstrahlen widerstandslos, d. h. ohne Richtungsumkehrung abgeführt werden. Enspricht der Vertikalrute für Erdstrahlenuntersuchungen.

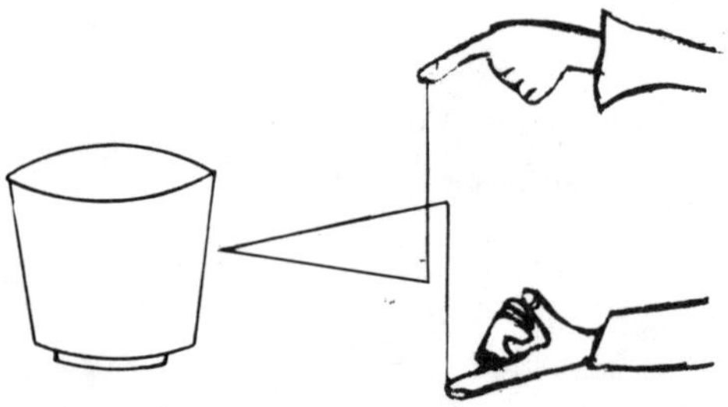

einem mit Erdstrahlen aufgeladenen Mörser kann man sich bis zur Berührung nähern.

entspricht der krankhaften Körperfläche

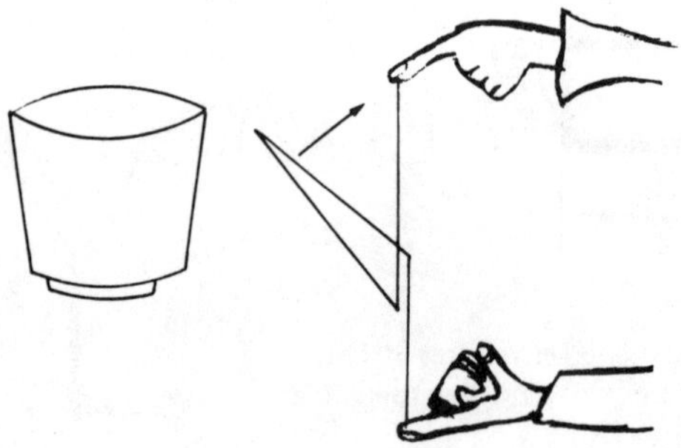

ein mit Gestirnstrahlen aufgeladener Mörser drängt die Metallschleife wegen der gleichen Ladung ab, sodaß eine Berührung nicht möglich ist.

entspricht der gesunden strahlendurchfluteten Körperfläche

Zur Handhabung der Diagnoseschleife muß man selbst hinreichend mit Gestirnstrahlen aufgeladen sein.

Abbildung 6

Die Bruscaltherapie

Antennenwirkung zur Strahlenaufnahme

gespreizte Finger

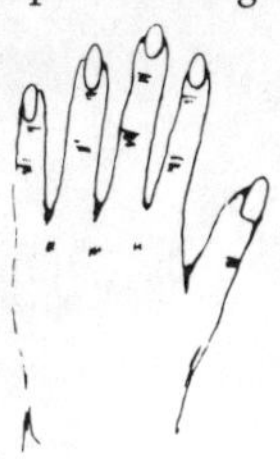

Haare, Borsten, Bürsten

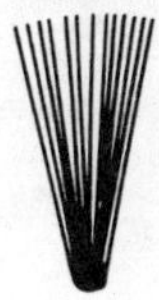

Aufladung einer Metallkugel mit Gestirnstrahlen durch Überstreichen mit einer Zahnbürste (sogar auf Distanz wirksam)

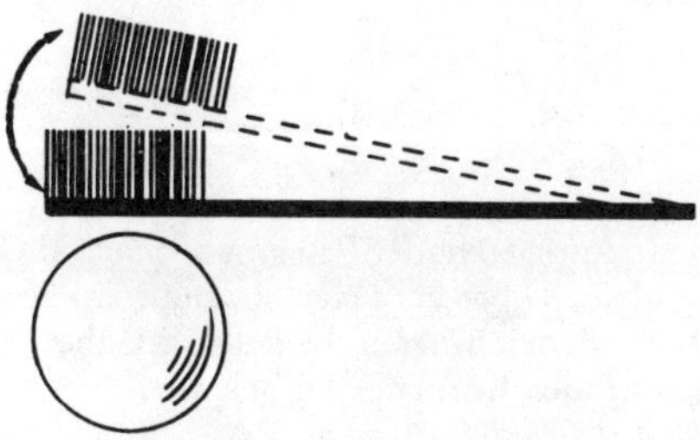

<u>Strahlenaufnahme je nach Bürstensegment nur wenige Sekunden, da äußerst wirksam</u>

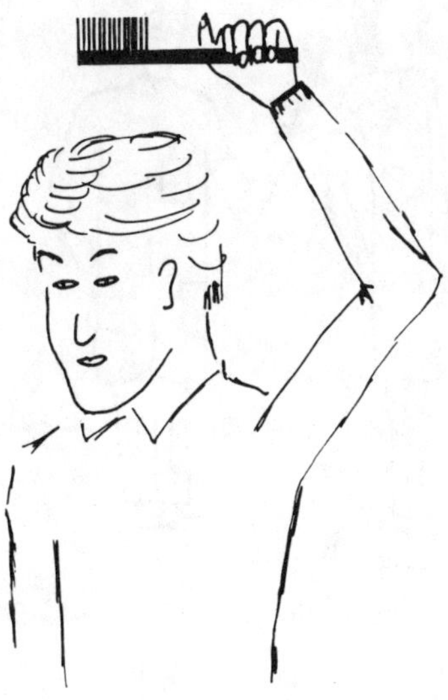

Behandlung durch Helfer
(z. B. bei Verspannungen im Rükken etc.)

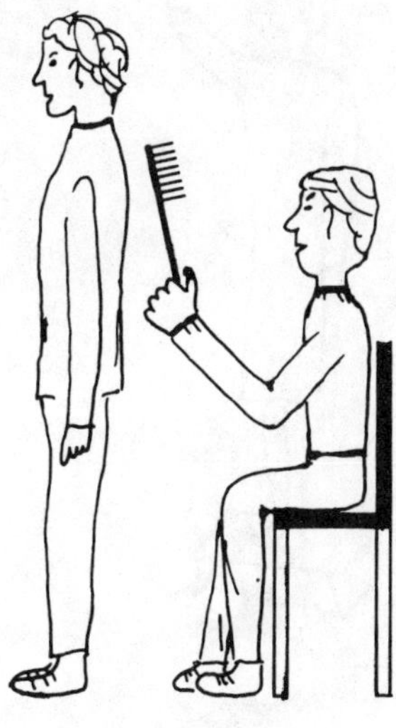

Abbildung 7

Die Bruscaltherapie mit Strahlenextraktion

Bei bettlägerig Kranken müssen die Strahlenaufladungen wieder mit einer schwächeren oder gleichgroßen Bürste am Fußende abgezogen werden.

Borsten nach oben, stets bewegen

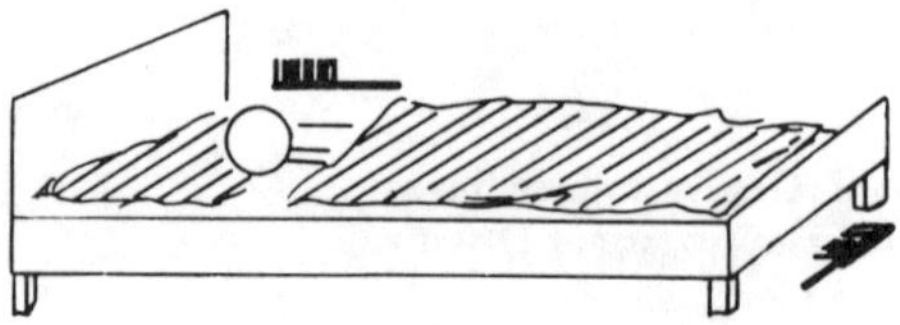

Borsten auf den Patienten bzw. auf seine Körperachse gerichtet

Bei der gleichzeitgen Strahlenextraktion steht der Patient auf einem Fußschemel unter dem eine Bürste liegt. Die Borsten sind noch oben gerichtet. Sodann werden mittels einer stärkerwirkenden Bürste z. B. Handfeger mit den Borsten ebenfalls nach oben in kurzen Intervallen Gestirnstrahlen auf die zu behandelnden Körperstellen gelenkt.

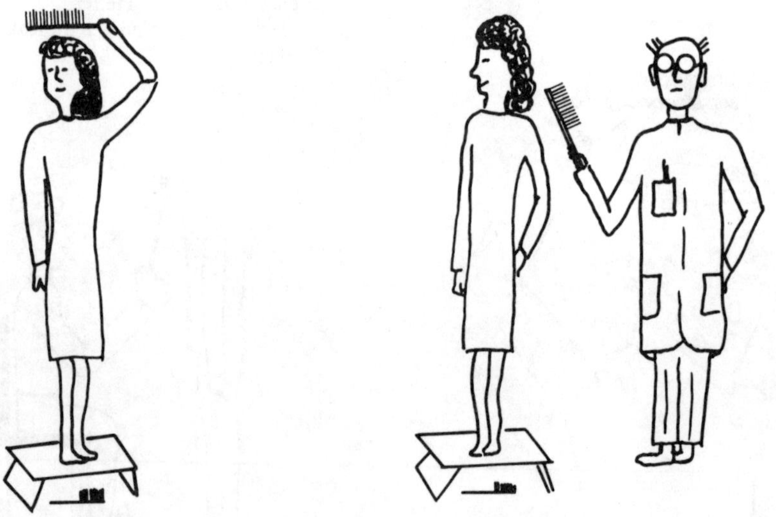

Abbildung 8

Die Digitaltherapie

Aufladung einer Metallkugel mit Gestirnstrahlen

1)

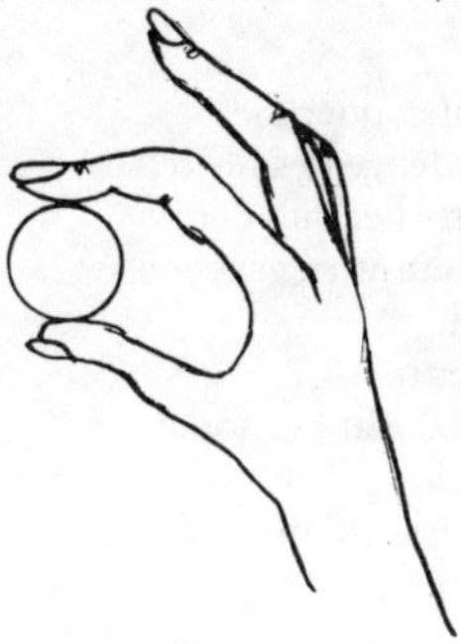

die 3 Finger wirken wie Antennen, Daumen und Zeigefinger übertragen durch Kontakt

2)

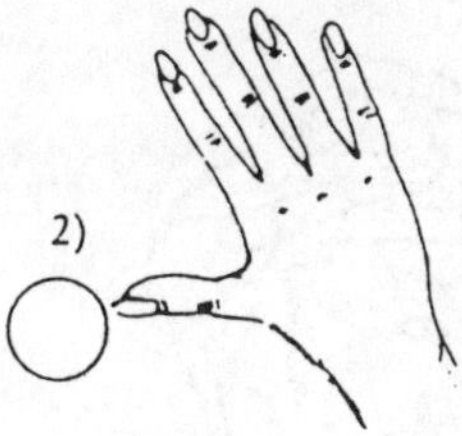

die 4 Finger wirken wie Antennen, und der Daumen wie ein Richtsender

<u>Strahlenaufnahme nur bis zu 10 Sek.</u>

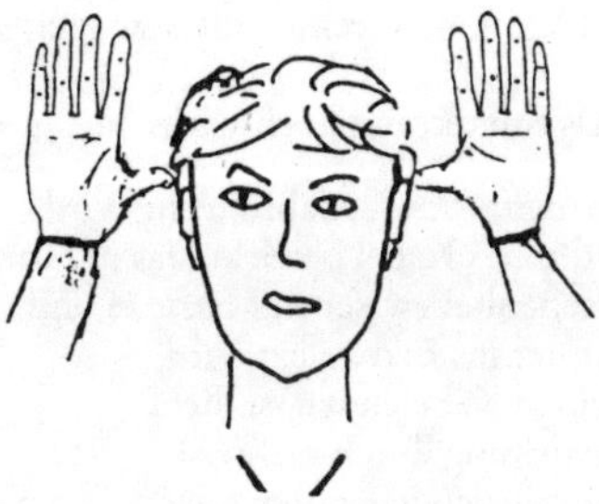

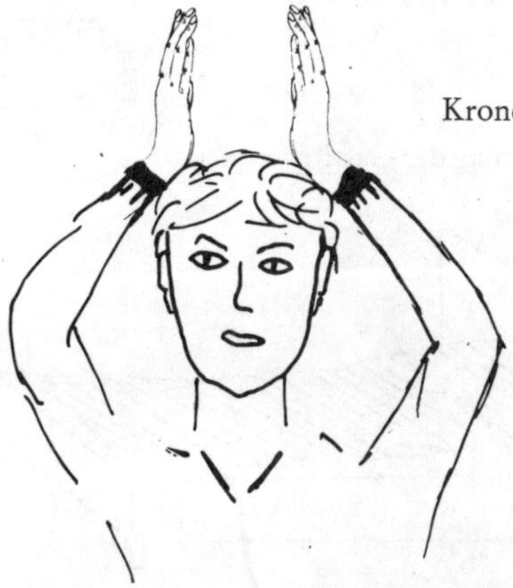

Krone

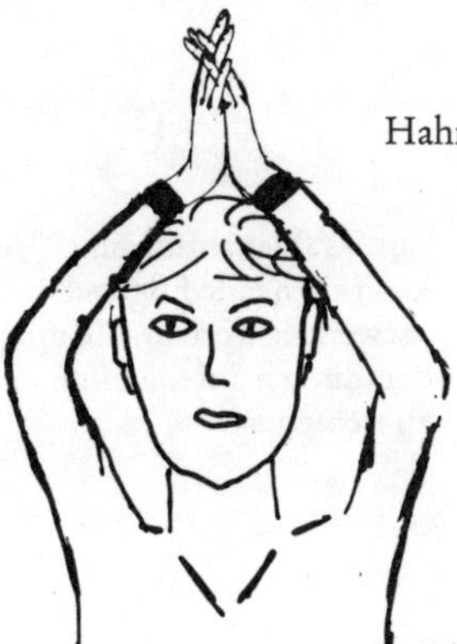

Hahnenkamm

Behandlung durch Helfer (z. B. bei Verspannungen im Rücken etc.)

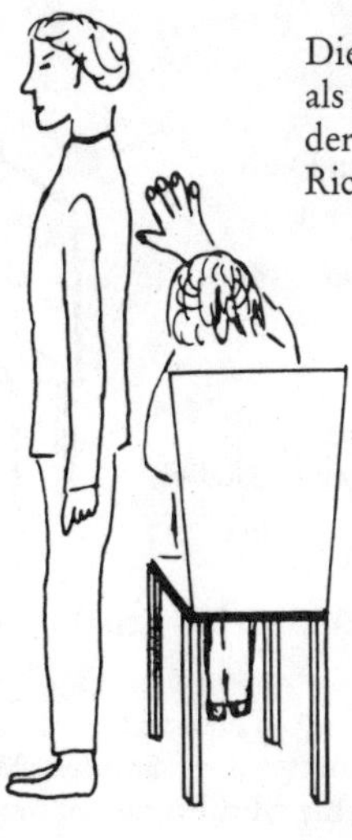

Die Finger wirken als Antenne und der Daumen als Richtsender

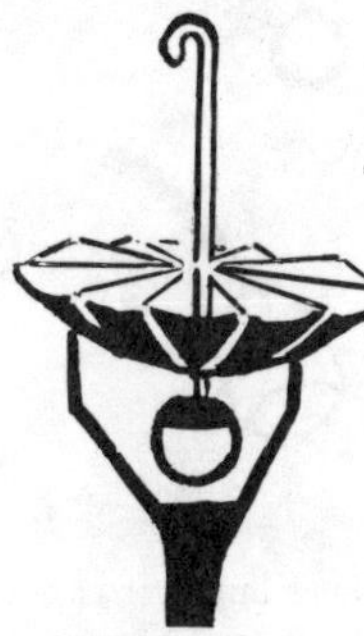

Schirmkrone

Abbildung 9

Die Stirnpunkt-Kabel-Therapie, das Stirnkreuz

Die Aufnahme der Gestirnstrahlen

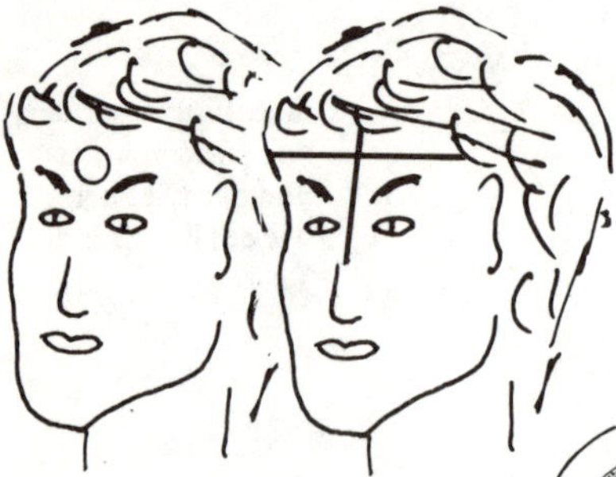

Ein einziger Tropfen oder die stecknadelgroße Menge des Mittels wird ca. 2 bis 3 cm oberhalb der Nasenwurzel auf die Stirn gegeben, ohne zu verreiben.
Geeignet sind hierzu:
Bier, Japanöl, Cola, Kaffee, homöopath. Mittel, Wick Waporup, Schwedenbitter etc.
Der Stirnpunkt wirkt solange, bis er abgewaschen wird.

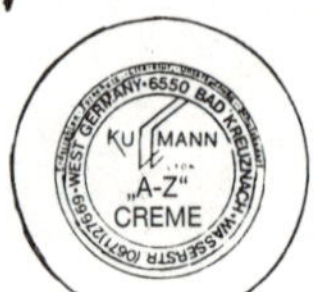

Speziell hierzu und zur Anwendung auf Schmerzstellen wurde nach meinen Rezepturen die „KURAMAN“-Creme mit Langzeitwirkung entwickelt. **Als Stirnkreuz** hoch wirksam.

Die Abführung der Gestirnstrahlen

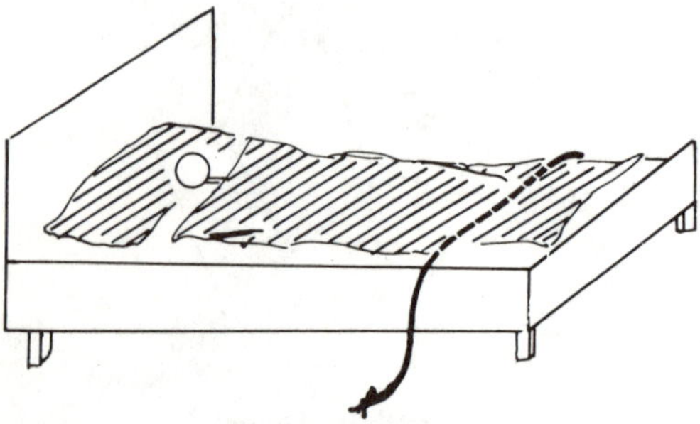

Eine permanente Strahlenabführung wird durch ein dünnes Kabel bewirkt, das in Höhe der Unterschenkel zwischen Matratze und Bettlaken quer ins Bett gelegt wird.
An den beiden Kabelenden ist die Antennenwirkung durch mehrere übereinanderliegende Knoten oder durch eine ringförmige Gestaltung aufzuheben.
Kupplungen vereiteln die Antennenwirkung ohnehin.

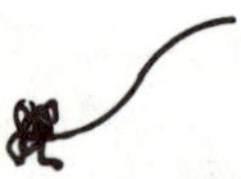

Kabelende bei
dünnem Draht

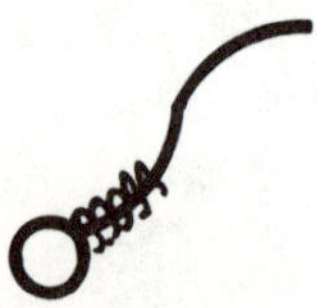

stärkerem Draht

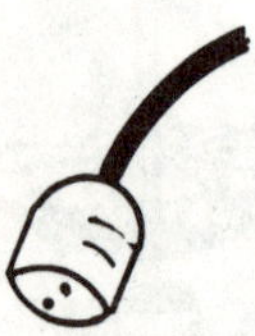

Kupplung
(Verlängerungskabel)

Zur Strahlenabführung kann auch eine Eßgabel verwendet werden, die mit den Zinken auf die Füße zu richten ist.

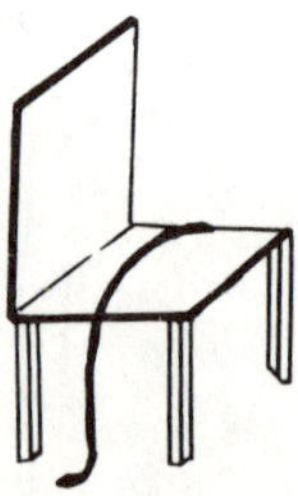

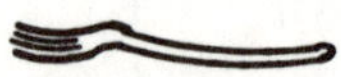

VORSICHT: Kein Kabel ohne Stirnpunkt.

Das Kabel wird auf einer Seite (bei Doppelbetten auf der Außenseite) nach unten geführt und endet ca. 30 cm seitlich des Bettes bzw. Stuhles. Auch bei den vorausgegangenen Therapien (Digital, Bruscal) ist die Strahlenabführung mit dem Kabel möglich.

Abbildung 10

DIE TORSIONSTHERAPIE

Rechtsdrehungen, d. h. im Uhrzeigersinn, senkrecht von oben nach unten mit der ausgestreckten Hand ausgeführt, ergeben Aufladungen mit Gestirnstrahlen.

Linksdrehungen in der gleichen Richtung ergeben Aufladungen mit Erdstrahlen.

Handbewegungen, die nach oben gerichtet sind, bewirken umgekehrte Aufladungen, d. h. bei Rechtsdrehung Erdstrahlen und bei Linksdrehung Gestirnstrahlen.

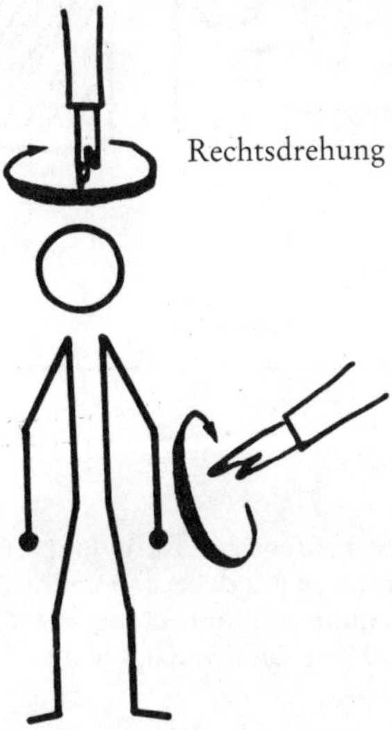

Rechtsdrehung

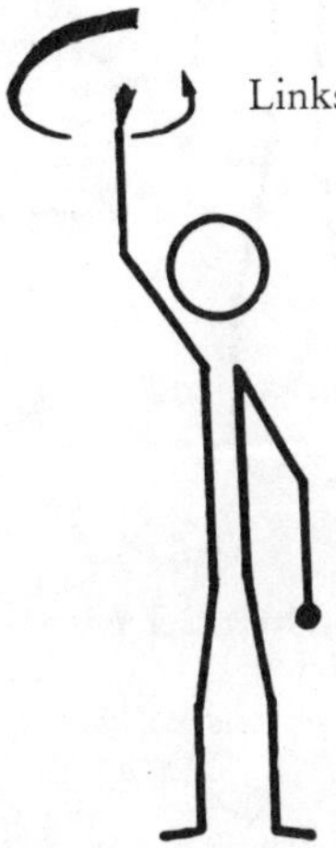

Linksdrehung

Faust

Faustbildung, damit die Gestirnstrahlen nicht so schnell verloren gehen.

Zur Selbstaufladung mit Gestirnstrahlen Linksdrehungen nach oben abwechselnd mit beiden Armen, wobei die andere herabhängende Hand eine Faust bildet.

Aufbringen einer Information auf eine Scheibe (z. B. Papier) zum Auflegen auf den Kopf und die Schmerzstellen.

Rechts-
drehung

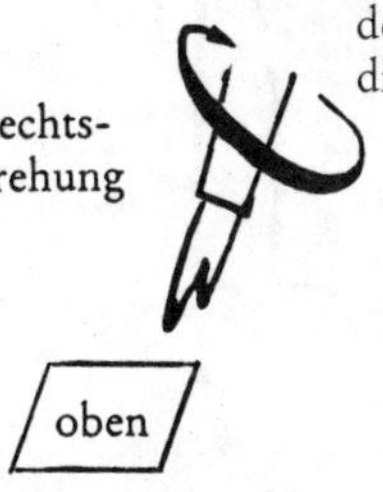

oben

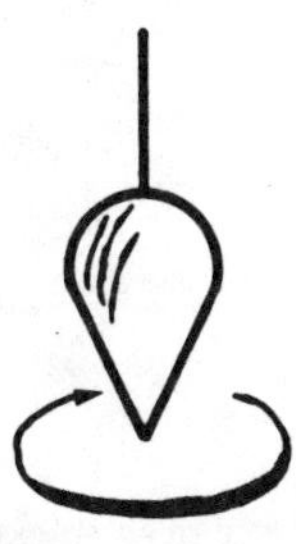

Rechtsdrehende Pendel bewirken Aufladungen mit Gestirnstrahlen (Heilpendeln).

Abbildung 11

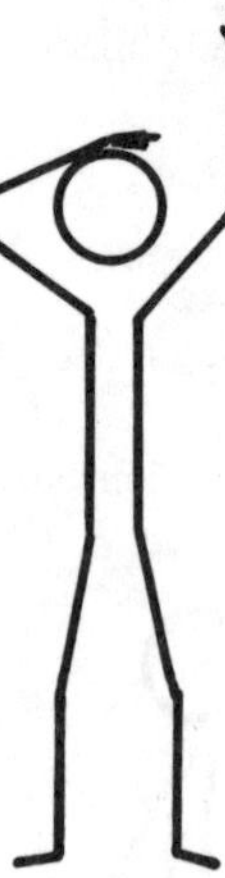

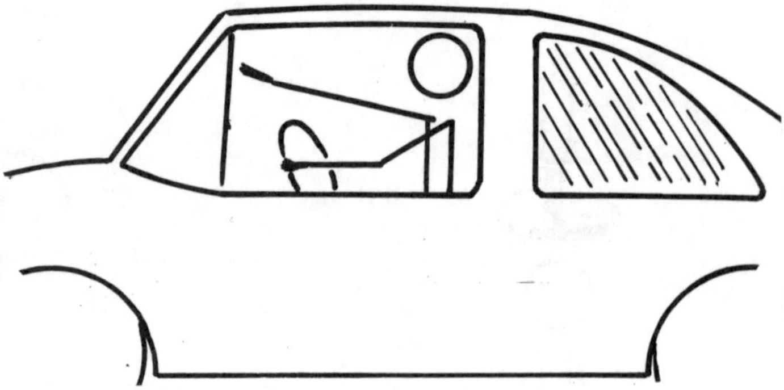

Bei ständigem Handwechsel oder nur mit einer Hand.
Strahlenaufnahme jeweils ca. 3–5 Sekunden.

Während des Fahrens bei Ermüdung, Aufnahme der Gestirnstrahlen mit der ausgestreckten Hand. Die aufgenommene Astralladung wandert beim Auflegen der Hand auf den Kopf in den Körper des Fahrers.

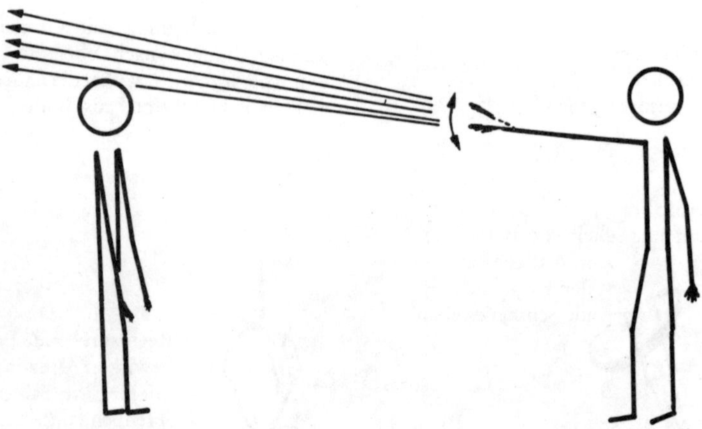

Aufladung eines Menschen oder eines Objektes mit Gestirnstrahlen durch winkende Handbewegungen bis zur Kopflinie. Durch einmaliges Winken bis zur Fußlinie werden alle Gestirnstrahlen abgeführt, was als negativ zu bewerten ist.

Abbildung 12

STRAHLENSCHUTZGERÄTE UND IHR WIRKUNGSBEREICH

Das Strahlenschutz-Trapez SST 14,5

Nicht mit der Öffnung genau nach Osten oder Westen ausrichten, da wirkungslos.

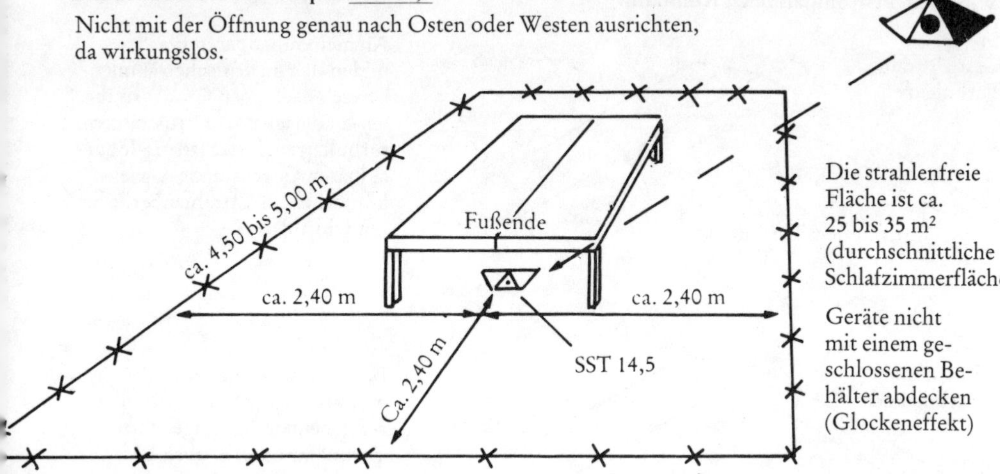

Die strahlenfreie Fläche ist ca. 25 bis 35 m² (durchschnittliche Schlafzimmerfläche)

Geräte nicht mit einem geschlossenen Behälter abdecken (Glockeneffekt)

Strahlenbalken, d. h. Linien, auf denen die Erdstrahlen senkrecht nach oben gehen

Der Strahlenschutz-Keil SSK 17

Nicht mit der Öffnung genau nach Osten oder Westen ausrichten, da wirkungslos.

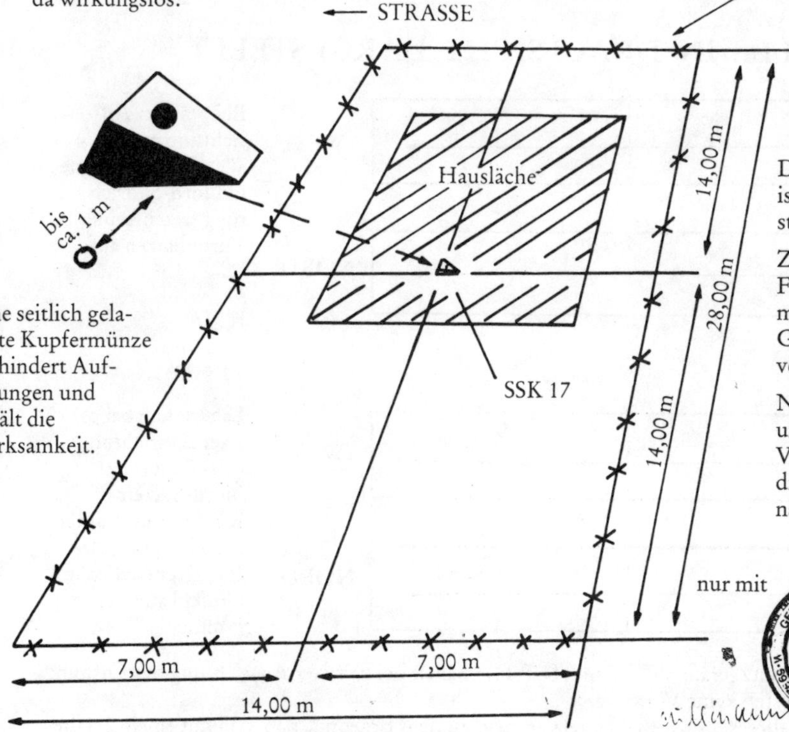

ine seitlich gelaerte Kupfermünze erhindert Aufadungen und rhält die Virksamkeit.

Die strahlenfreie Fläche ist bei waagrechter Aufstellung ca. 400 m²

Zur Erzielung größerer Flächen werden mehrere Geräte in Gruppenanordnung verlegt.

Nach jeder Verlegung und auch späterer Verschiebung sind die vier Strahlenbalken nachzuprüfen.

nur mit Goldsiegel

Bei Verlegung direkt im Erdstrahlenfeld erzielt man zwar bedeutend größere strahlenfreie Flächen, doch die **Strahlenbalken** sind **nicht konstant**. Sie verschieben sich je nach Strahlenstärke bzw. Wetterlage, was als negativ zu bewerten ist.

Abbildung 13

DER STRAHLENKOMPASS

(Winkeleffekt-Kompaß nach Kullmann)

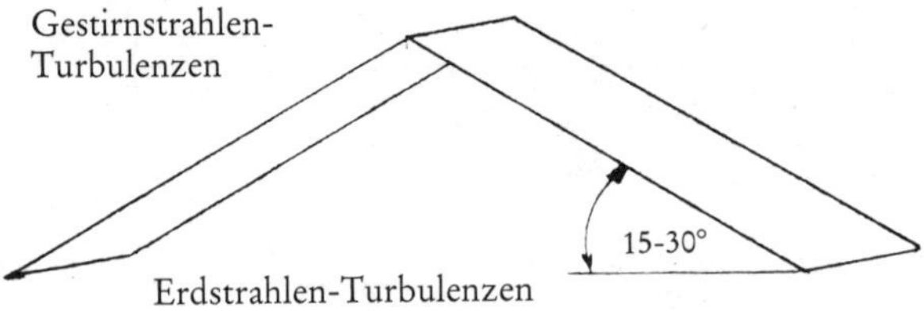

An nichtaufladbaren Flächen bilden sich im kritischen Winkelbereich nach oben Gestirnstrahlen- und nach unten Erdstrahlenturbulenzen. Diese laden alle aufladbaren Gegenstände sowie körperliche Erdstrahlenherde im Umfeld auf.

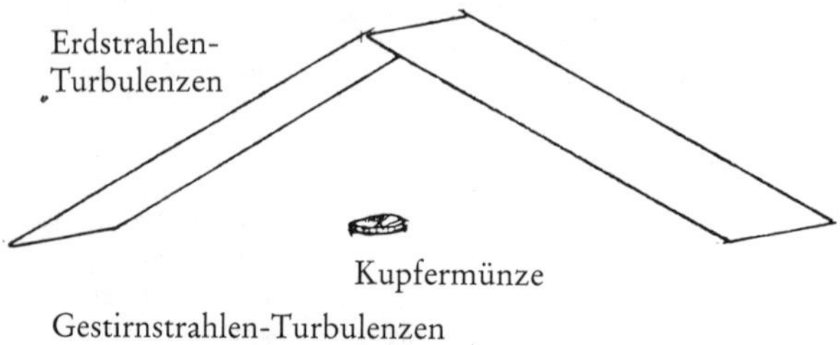

Bei Lagerung einer Kupfermünze unterhalb der kritischen Fläche entstehen umgekehrte Turbulenzen, d. h. oben Erdstrahlen- und unten Gestirnstrahlenturbulenzen.

SONDERFÄLLE IN DRAUFSICHT DARGESTELLT

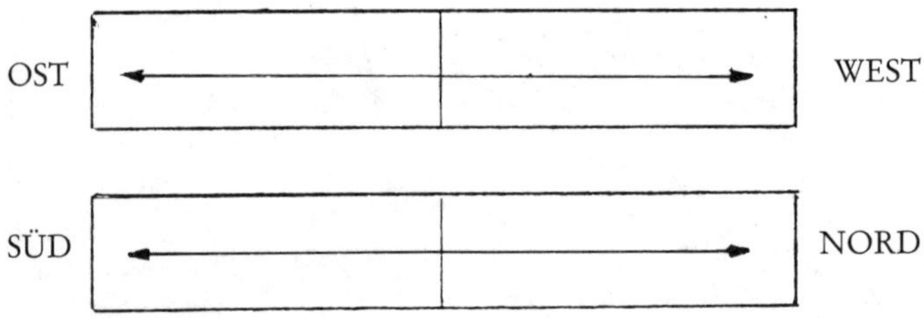

Bei präziser Ausrichtung in Ost-Westrichtung sowie in Nord-Südrichtung treten keinerlei Turbulenzen auf.

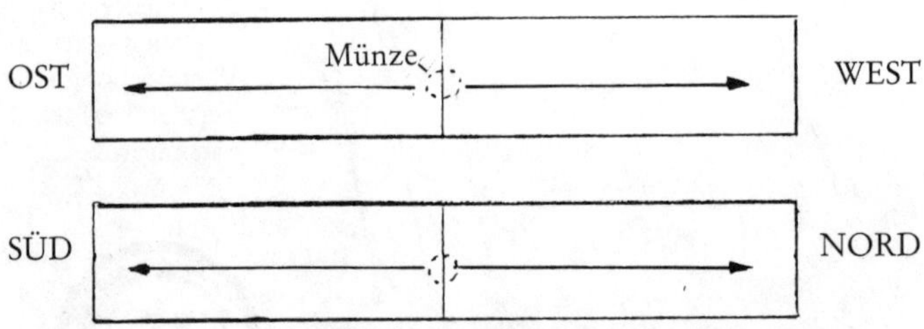

Lagert man bei präziser Ausrichtung Ost-West oder Nord-Süd eine Kupfermünze unter der kritischen Fläche, so entstehen im Umfeld strahlentote Räume.

Auch die Strahlenschutzgeräte SSK 17 und SST 14,5 haben bei präziser Ausrichtung der Öffnung nach Osten oder Westen keine Wirkung.
Durch Umkehrung dieses Sachverhaltes gelangt man zu dem Ergebnis, daß man mit einem gefalteten Papier (z. B. mit einer Visitenkarte) bei Benutzung einer Rute oder eines Pendels die beiden Hauptachsen unserer Himmelsrichtung festlegen kann.
Auch die Strahlenschutzgeräte SSK 17 und SST 14,5 lassen sich zu dem gleichen Zweck verwenden.

Abbildung 14

Der Strahlenkompaß mit Hilfe einer halbgefüllten Wasserflasche

(Flaschenkompaß nach Kullmann)

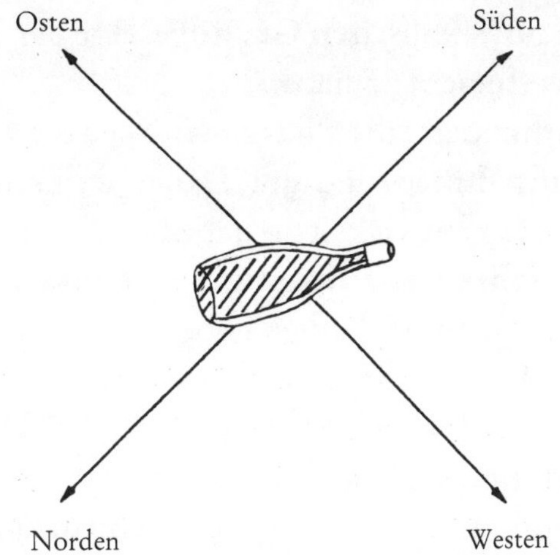

Eine zum Teil gefüllte
umgelegte Wasserflasche
hat keinerlei Ruteneffekt
(Darstellung in Draufsicht)

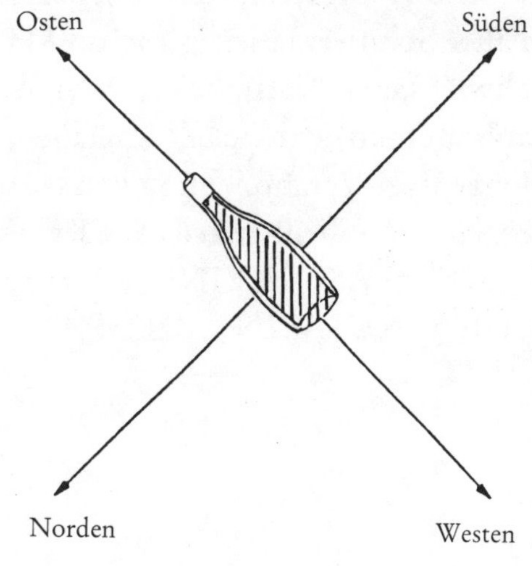

Bei **präziser Ausrichtung** nach Osten, Süden, Westen oder Norden entstehen Erdstrahlenturbulenzen, die alles im Umfeld aufladen.
(Darstellung in Draufsicht)

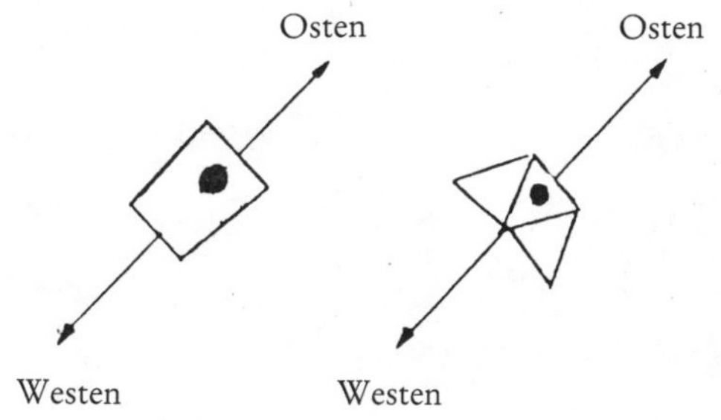

Auch über den Strahlenschutzgeräten SSK 17 und SST 14,5 kreuzen sich die Ruten bei präziser Ausrichtung der Öffnung nach Osten oder Westen. Bei dieser Ausrichtung sind beide Geräte wirkungslos.

Abbildung 15

Der Autor nimmt für sich in Anspruch, als erster

1. die **physikalischen Grundgesetze** der Erdstrahlen und Gestirnstrahlen erforscht zu haben;
2. jahrhundertealte **Phänomene** gedeutet zu haben;
3. **Maßnahmen** und auf Dauer wirksame **Schutzgeräte** gegen Erdstrahlen entwickelt zu haben;
4. **Verfahren zur Beseitigung, Umkehrung und Nutzung** der Erdstrahlen entwickelt zu haben;
5. die **Wirkmechanismen** alter **Hausmittel** sowie angewandter **Mittel** und **Heilverfahren** sowohl der **Schulmedizin** als auch der **Naturheilkunde** geklärt zu haben;
6. entdeckt zu haben, daß der **Abbau und die weitere Verhinderung körperlicher Erdstrahlenblockaden**, sowie die **ungestörte Gestirnstrahlendurchflutung des Körpers** die **gemeinsamen Wirkfaktoren aller Schmerzbeseitigung und Heilung** sind;
7. **hochwirksame Naturheilverfahren** mit **Gestirnstrahlen (Sekundenphänomen)** entwickelt zu haben, die bei Daueranwendung und gleichzeitiger Verabreichung von entsprechenden Aufbaustoffen nahezu jede als unheilbar geltende Krankheit zur Heilung bringen.
   ES GIBT (FAST) KEINE UNHEILBARE KRANKHEIT,
   ES GIBT NUR EIN „ZU SPÄT“.